Emer Log 別冊

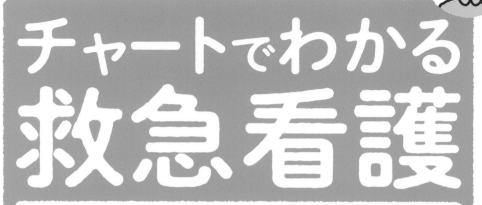

# チャートでわかる 救急看護

## 観察・ケアの流れとポイントが見える！

芝田里花 編集

日本赤十字社和歌山医療センター
看護部 看護副部長

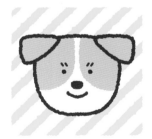 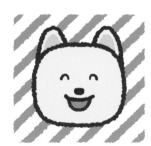 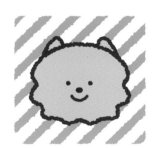

MC メディカ出版

## はじめに

　2020年初めから現在まで、新型コロナウイルス感染症が猛威を振るい、重症患者を常に受け入れることができる状況から、病床、マンパワーの確保ができず、通常の救急患者の受け入れに苦慮するというように、救急現場の様相が変わることを経験しました。

　その中でも、救急現場は生命の危機状態にある患者に対して早急な対応が必要であり、感染対策や患者・家族への精神的ケアを含め、看護師の実践能力の向上がより一層求められています。

　看護師が医師の指示を待ち、患者の対応を行うことは、より多くの時間とマンパワーが必要となります。また、医療安全面からはダブルチェック、声出し、指差し確認が大事と言われ実践していることと思います。しかし、救急患者への究極の対応は、医師、看護師をはじめとするメディカルスタッフの集合体である「チーム」が「場を共有」し、患者の身体的・精神的状況を判断し、その判断を共通認識とし、患者の思いに応えるとともに、医師の考えを理解し、何をすべきかを考え、物を言わずとも粛々と状況を進んでいくような実践ができることだと考えています。

　そこで、救急現場における観察の基礎知識から始まり、遭遇する機会の多い症状や病態をセレクトし、観察（身体的・精神的）や検査データの解釈を含めた看護師のアセスメント・ケアの流れをまとめました。それと同時に、医師がどう考え、看護師に何を望んでいるのかが一目でわかり、看護師がどう動けばよいのかを理解できるよう、チャートに示しました。

　看護師として必要な知識、技術のポイントをこの本で学び、実践すれば、ワンランク上の実践能力が身につくと思います。

　自分の看護実践能力を高めるため、また後輩の指導のために役立てていただければ幸いです。

　最後に、今回このような機会をいただくとともに、ご尽力くださいました、メディカ出版 山川様、渥美様に深く感謝いたします。

2021年11月

日本赤十字社和歌山医療センター 看護部 看護副部長　芝田里花

# チャートでわかる 救急看護

観察・ケアの流れとポイントが見える！

Emer *Log* 別冊

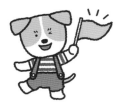

## CONTENTS

### 1章

# 救急での動きかた・ 患者のみかた〈基本〉

## 観察の基礎知識
### 〜全身状態・個別情報・バイタルサイン〜

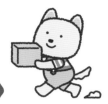

# 執筆者一覧

**編集**　日本赤十字社和歌山医療センター 看護部 看護副部長 ● **芝田里花**

**はじめに** **芝田里花**

## 1章

岩手県立磐井病院 救急外来 看護師長補佐/
救急看護認定看護師 呼吸療法認定士 ● **佐藤加代子**

## 2章

① 青森県立保健大学 健康科学部看護学科 講師/救急看護認定看護師 ● **千葉武揚**

② 岸和田徳洲会病院 救命救急センター 救急看護認定看護師 ● **徳永愛実**

　大阪府看護協会 教育研修部 教員/クリティカルケア認定看護師 ● **稲村あづさ**

③ 岡山赤十字病院 救命救急センター救急外来 看護係長/救急看護認定看護師 ● **渡邉恵津子**

④ 藤沢市民病院 7A整形外科病棟 主査/救急看護認定看護師 ● **速水浩己**

⑤ トヨタ記念病院 GICU 主任/救急看護認定看護師 ● **鷲尾 和**

⑥ 福井大学医学部附属病院 救急部/救急看護認定看護師 ● **林 智美**

　福井医療大学 看護学科 教授 ● **高山裕喜枝**

⑦ 秋田赤十字病院/救急看護認定看護師 急性・重症患者看護専門看護師 ● **小笠原美奈**

　秋田赤十字病院 救急科 部長 ● **中畑潤一**

⑧ 宏潤会大同病院 救急センター 副主幹/救急看護認定看護師 ● **奥田晃子**

⑨ 神戸市立西神戸医療センター 救急病棟/救急看護認定看護師 ● **瀧澤紘輝**

⑩ 愛媛県立中央病院 高度救命救急センターICU/救急看護認定看護師 ● **山下さつき**

⑪ 国立成育医療研究センター 救急センター 副看護師長/小児救急看護認定看護師 ● **林 幸子**

⑫ 神戸大学医学部附属病院 救命救急センター/救急看護認定看護師 ● **吉次育子**

⑬ 公立豊岡病院 脳神経外科病棟 看護師長/救急看護認定看護師 ● **濱 武**

⑭ 帝京平成大学 健康メディカル学部 講師/救急看護認定看護師 ● **染谷泰子**

　筑波大学附属病院 救急・集中治療部 病院講師 ● **小山泰明**

# 本書の見方

## 1章

救急患者を観察するための基礎知識を
まずは勉強しましょう♪

## 2章

よくある救急患者ごとに、実際の症例をみながら、
救急での動きかた・患者のみかたを学んでいきましょう♪

おっとり
三男
　しっかりものの
長男
　元気な
次男

**オールインわんわん**

Download ダウンロードして
使える！

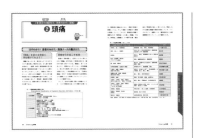

### はやわかり！患者のみかた・救急ナースの動きかた

それぞれの患者に対応する際の患者のみかたや救急ナースの動きかたのポイントを押さえましょう。

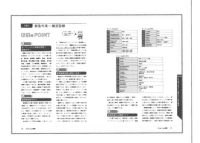

### 看護のPOINT

チャートの中で特に大事なところを
**わんPOINT1** で詳しく解説します。

### 患者のみかた×救急ナースの動きかたチャート

症例提示をもとに、縦軸に経過、横軸に患者状態/ナース/ドクターの動き・考えをチャートで展開します。アセスメントやケアの流れと、ナースとドクターがいつ何を考え、どう動いていくかが視覚的に分かるから、先を読んだ行動ができるように→あうんの呼吸で動けるようになります！

ナース　ドクター
動きの流れを表します

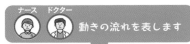

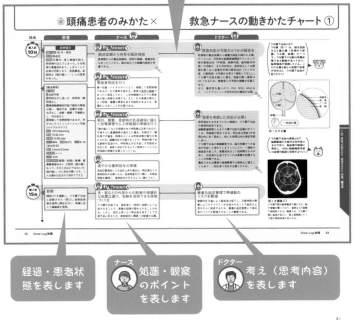

経過・患者状態を表します

ナース
処置・観察のポイントを表します

ドクター
考え（思考内容）を表します

# 資料ダウンロード方法

本書の資料は、WEB ページからダウンロードすることができます。以下の手順でアクセスしてください。

## ■メディカ ID（旧メディカパスポート）未登録の場合

メディカ出版コンテンツサービスサイト「ログイン」ページにアクセスし、「初めての方」から会員登録（無料）を行った後、下記の手順にお進みください。

## https://database.medica.co.jp/login/

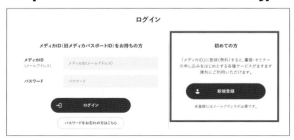

## ■メディカ ID（旧メディカパスポート）ご登録済の場合

①メディカ出版コンテンツサービスサイト「マイページ」にアクセスし、メディカ ID でログイン後、下記のロック解除キーを入力し「送信」ボタンを押してください。

## https://database.medica.co.jp/mypage/

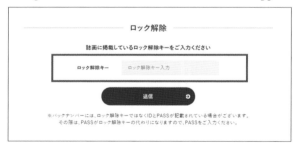

②送信すると、「ロックが解除されました」と表示が出ます。「ファイル」ボタンを押して、一覧表示へ移動してください。

③ダウンロードしたい資料のサムネイルを押すと「ダウンロード」ボタンが表示され、資料のダウンロードが可能になります。

### ロック解除キー　chart22

# 救急での動きかた・患者のみかた
## 〈基本〉

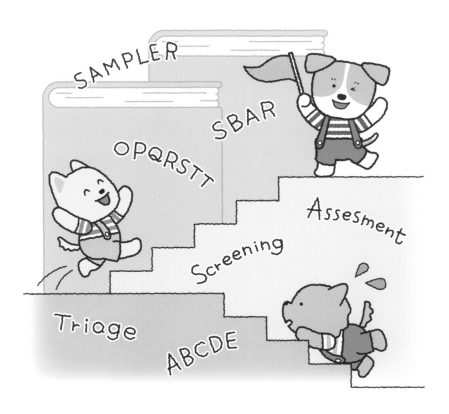

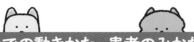
# 観察の基礎知識
## 〜全身状態・個別情報・バイタルサイン〜

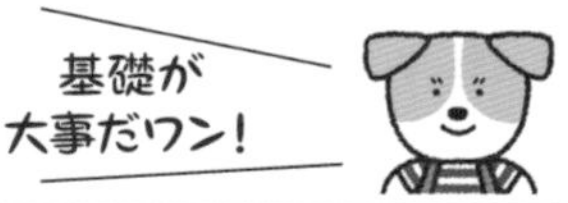

基礎が
大事だワン！

## 救急看護師が身に付けて おきたい能力

　重要なのは、そのとき患者に何が起きているのか、病態を正しく把握することである。どのような場面でも、限られた情報から病態を把握し、問題を迅速かつ的確に見つけ出せれば、患者の変化や行うべき検査・治療を予測した先読み行動が可能となる。そこで、患者の病態把握や問題抽出のために必要なスキルと思考プロセスについて考えてみる。

　外来患者に対し、医師は問診や視診などフィジカルアセスメントによって診断予測が可能である。これは臨床推論（診断に至る思考プロセス）を用いて最良の判断をするための思考や意思決定を行っている結果である。看護師もこの臨床推論の思考プロセスを身に付けることで病歴聴取、状態観察、バイタルサインなどの身体診察から患者の病態を予測し、緊急度や重症度を的確に判断することができる。医師と看護師で予測する病態が異なると、患者への対応にズレが生じる。看護師

は、知識や観察技術に加えアセスメントに必要な思考法を身に付け、先読み行動ができることが重要である。

　この思考法は、2019年より全世界で拡大している新型コロナウイルス（COVID-19）に関連した感染症トリアージの場面や、入院患者の経過観察の場面においても、思い込みや決めつけなく、患者の病態をアセスメントするために有効なスキルである。

## 臨床推論プロセス（図1）[1] から考える

### ①個別の情報収集「データと 情報を使い分ける」

　「データ」と「情報」では解釈が異なる。データとは、「客観的な事実を数値、文字、図形、画像、音声などで表したもの」、情報とは「ある特定の目的について、適切な判断を下したり行動の意思決定をするために役立つ資料や知識のこと」である。同じ数値でも、ある人にとってそれはただの「データ」

| ① データ 情報収集 | ▶ | ② 推論仮説 | ▶ | ③ 推論検証 | ▶ | ④ 問題判断 | ▶ | ⑤ 看護行為 | ▶ | ⑥ 看護行為 評価 |

図1 ▶臨床推論プロセス（文献1より作成）

でしかなく、他の人にとっては有益な「情報」となる。例えば、体温37.6℃の患者がいたとする。これだけでは単なるデータだが、平熱36.5℃以下で化学療法中の患者が咽頭痛を伴う場合、37.6℃は発熱していると判断され、診察時の情報となる。

COVID-19感染症スクリーニングにおいて37.5℃以上はCOVID-19の疑いとされている。COVID-19罹患者の発熱の発生頻度は70%であり、発熱のない陽性患者も存在する。体温37.5℃以上のデータだけを見てCOVID-19疑いと決めつけるのではなく、現病歴や症状、既往歴といった他のデータと掛け合わせ、情報としてアセスメントすることでCOVID-19疑いの判断が可能となる。

問診では「データ」をただ集めるのではなく、アセスメントに必要な意味ある「情報」を抽出することが重要であり、これが「情報収集」である。

## ②推論仮説「症候から複数の病態や疾患を予測する」

①で得た情報をもとに「症候」を選定し、その症候から思いつく病態または疾患をいくつか予測してみる。その中でも有力な病態（疾患）と生死に関わる「見逃してはいけない病態（疾患）」を思い浮かべ、なぜこのような症状が起きてくるのか、疑問を持ちながら観察する。初めから一つの病態だけでなく複数の病態や疾患を予測することで、見逃しや思い込みが回避できる。

例えば、主訴が「突然の胸痛」の場合、虚血性心疾患、大動脈解離、食道破裂、肺塞栓症、自然気胸といった緊急度や重症度の高い病態を予測し、それを否定または証明するための問診を行う。これらの病態予測を容易に

するためには教科書的知識や経験だけなく、カンファレンスや症例検討などから多くの臨床的知識を積み重ねていくことが必要である。

## ③推論検証「病態として何が起こっているかを正しく判断する」

②で推論仮説したいくつかの病態の中から、実際の症状に該当する病態があれば、それに付随した他の所見を観察することができる。そこで客観的な病歴聴取・問診や身体診察（フィジカルアセスメントや包括簡易検査）を行い、得た情報がどの病態に当てはまるか繰り返し検証してみる。その結果を統合することで、最も有力な病態を抽出することが可能となる。

例えば「突然の胸痛」が主訴で、既往歴に高血圧と糖尿病を持ち、肩から背中に移動する背部痛を伴う患者がいたとする。冷汗と顔面蒼白もあり、血圧の左右差が右＞左30mmHgと有意に確認できた場合、予測した病態の中から大動脈解離が有力となる。このように検証を繰り返し、情報を病態に関連づけ統合することで「予測される病態」が「実際の病態」に近づくことが可能となる。

## ④問題判断

③で導き出された病態は「この患者にとって最も大事な問題であり、緊急度が高いのか」をクリティカルシンキングから再評価した上で総合的に最終判断を行う。理由づけて病態を絞り込むことで、「⑤看護行為」として何をしなければならないのか、今後の流れをイメージした対応ができる。

### 救急患者の何を判断するのか？（緊急度と重症度）

救急外来を受診した患者に今すぐ対応が必

表 1 ▶ JTAS（Japan Triage Acuity Scale：日本版緊急度判定支援システム）に基づく緊急度レベル
（文献 2 より作成）

| 緊急度レベル | 定義 | 対応基準 |
|---|---|---|
| 蘇生 | 生命または四肢を失う恐れがある状態であり、積極的な治療が直ちに必要な状態 | 直ちに積極的な治療開始。ケアを継続 |
| 緊急 | 潜在的に生命や四肢の機能を失う恐れがあるため、迅速な治療が必要な状態 | 医師による迅速な介入を要する。再評価時間 15 分ごと |
| 準緊急 | 重篤化し救急処置が必要になる潜在的な可能性がある状態、仕事を行う上で支障がある、または日常生活にも支障がある状態 | 再評価時間 30 分ごと |
| 低緊急 | 患者の年齢に関連した症状、苦痛と感じる症状、潜在的に悪化を生じる可能性のある症状で、1〜2 時間以内の治療開始や再評価が望ましい状態 | 再評価時間 60 分ごと |
| 非緊急 | 急性期の症状だが緊急性がないもの、および増悪の有無にかかわらず慢性期症状の一部である場合 | 再評価時間 120 分ごと |

要なのか、どの程度具合が悪いのかを判断する場合、見落としてはいけないのが「緊急度」である。緊急度（表 1）[2]とは「死亡あるいは各臓器・組織が機能不全や機能廃絶を起こすまでの時間的余裕」で、時間経過が生命の危機を左右する程度のことを示している。救急外来における緊急度判定は「救急トリアージ」または「院内トリアージ」とも呼ばれる。一方、重症度（表 2）[3]とは「生命予後や各臓器、四肢などの機能的予後を示す度合い」で、疾患や組織の破壊がどれだけ重症であるか、治療の困難性の程度を示している。

すべての救急患者は緊急度と重症度で評価できるが、得られる結果は同等とは限らず、緊急度は高いが重症度が低い場合やその逆もある。例えば、蜂刺されによるアレルギー患者は、早期にアドレナリン投与などの処置を行わなければアナフィラキシーショックに陥る危険性がある。早急にアドレナリンやステロイドの処置を行えば症状は改善し帰宅可能なこともあり、緊急度が高く重症度が低い例である。また、独歩で来院した腹痛患者で膵炎を疑った場合、重症度は高いが緊急度は低いため慎重に検査を実施する。

表 2 ▶ **重症度の定義（消防庁：救急事故等報告要領）**（文献 3 より転載）

| 重症度 | 定義 |
|---|---|
| 死亡 | 初診時において死亡が確認されたもの |
| 重症 | 3 週間以上の入院加療を必要とするもの |
| 中等症 | 重症または軽症以外のもの |
| 軽症 | 入院加療を必要としないもの |
| その他 | 医師の診断がないものなど |

## 救急で行うトリアージのプロセス：救急トリアージで患者の病態を把握する

救急外来は診断のついていない患者の命を扱う責任ある場所で、そこで行うトリアージ（緊急度判定）により患者の流れが決まる。いつでも大差ない判定結果を得るために、救急看護師は救急トリアージプロセス（図 2）に準じて臨床推論などの思考法を用いたアセスメントを行う。その上で、ガイドラインに基づいた根拠ある判定を行うことが肝要である。救急トリアージは診断するのではなく、限られた時間で生命の危機状態にある患者を見つけることを使命としていることを忘れてはならない。

現在は、COVID-19 感染症のスクリーニングを行うことも必要となっている。

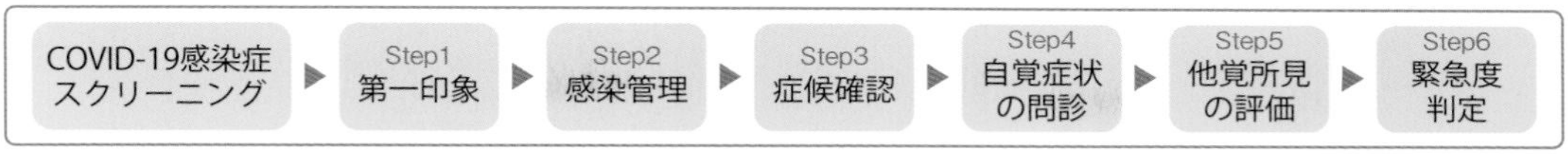

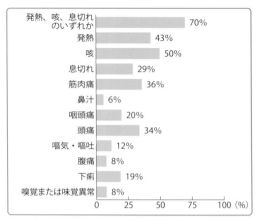

図2 ▶ 救急トリアージプロセス

（COVID-19感染症スクリーニング → Step1 第一印象 → Step2 感染管理 → Step3 症候確認 → Step4 自覚症状の問診 → Step5 他覚所見の評価 → Step6 緊急度判定）

図3 ▶ COVID-19 の症状の頻度（文献4より改変）

（発熱、咳、息切れのいずれか 70%／発熱 43%／咳 50%／息切れ 29%／筋肉痛 36%／鼻汁 6%／咽頭痛 20%／頭痛 34%／嘔気・嘔吐 12%／腹痛 8%／下痢 19%／嗅覚または味覚異常 8%）

表3 ▶ COVID-19 感染症予防策（文献4より改変）

| | 必要な感染防止策 | 感染防止策を実施する期間 |
|---|---|---|
| 初期対応 | 標準予防策（呼吸器症状がある場合のサージカルマスクを含む） | ― |
| 疑い患者 | 標準予防策 接触予防策・飛沫予防策 | 病原体診断の結果で、COVID-19 が否定されるまで |
| 確定例 | 標準予防策 接触予防策・飛沫予防策 空気予防策（エアロゾル発生手技） | 発症日から 10 日間経過し、かつ症状軽快後 72 時間経過した場合 または、24 時間以上あけた 2 回の PCR 検査で陰性が確認されるまで |

注：標準予防策は患者の症状や検査結果によらず、常に必要である。

## Step1 の前に：新型コロナウイルス（COVID-19）感染症スクリーニング

COVID-19 の感染拡大防止のため、電話トリアージまたは入館前の感染症スクリーニングを実施し、感染リスク評価とゾーニングに準じた誘導が必要となる。米国疾病管理予防センター（Centers for Disease Control and Prevention：CDC）や厚生労働省、各学会が公表しているガイドラインに基づき、自治体や地域の医療機関の状況を踏まえ、施設に適したモニタリング方法で、誰でも同じように対応できるプロトコールを整備し、周知することが望ましい。

COVID-19 は発熱と呼吸器症状、倦怠感、味覚障害を主な症状（図3）[4]とし、エアロゾル感染（空気感染予防策）、飛沫感染、接触感染のすべてを想定している。感染症スクリーニングの際は標準予防策（表3）[4]が推奨され、検体採取の場合は接触予防策および飛沫予防策を行う。救急外来での患者間、患者から医療従事者へ、医療従事者から患者へ、医療従事者間での感染が起きないよう 1 行為ごとの着脱、人の移動経路や診察室の配置など、感染対策の実践を欠してはならない。

## Step1：第一印象「重症感の評価」

COVID-19 感染症スクリーニングと同時に、患者に初めて接する 3〜5 秒間で A（Airway：気道）、B（Breathing：呼吸）、C（Circulation：循環）、D（Disability：意識）を、看護師の目（視診）・手（触診）・耳（聴診）・鼻（臭覚）で観察する（図4、5）。初見で「呼吸が浅く荒い」「肩で呼吸をしている」「元気がない、苦しそう」「顔色が明らかに悪い」「手が湿って冷たい」「視線が定まらない」など重症感ありと評価した場合、これ以降のトリアージプロセスを中断して処置を開始する。「何か変」だと感じたら疑問を放置せず、迷わず他のスタッフや医師に相談することが重要である。

COVID-19 感染症スクリーニングの際には、スタンダードプリコーションで防護しており、においや「手が湿って冷たい」と感じることが

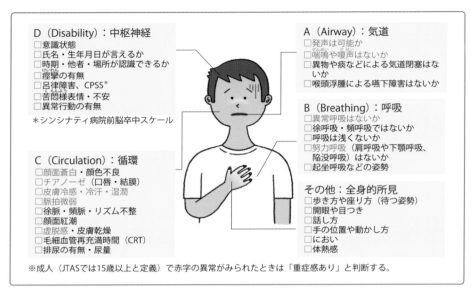

図 4 ▶ **第一印象で確認したい所見（成人）**

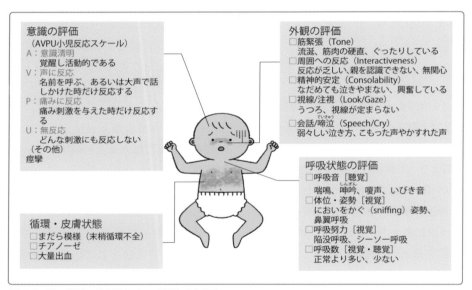

図 5 ▶ **第一印象で確認したい所見（小児）**

難しいため、視診や簡便な問診で確認する。注意が必要なのは、「ハッピー・ハイポキシア」といわれる軽症または無症状に見えるCOVID-19感染者の低酸素症である。緊急度判定のガイドラインの「呼吸」の判定基準だけでなく、「新型コロナウイルス感染症COVID-19

診療の手引き」[4]の重症度分類、重症化のリスク因子、インフルエンザとの鑑別を参考に評価する。ここでは、COVID-19感染症スクリーニングに惑わされ、主訴や重症感を見落とさないよう、意識して観察する必要がある。

**表4 ▶ 感染経路と予防対策**

| 感染経路 | 主な感染症 | 主な感染経路 |
|---|---|---|
| 空気感染 | 麻疹、水痘、結核 | 患者は陰圧個室に隔離する。患者が検査などで個室外に出る場合はサージカルマスクを着用する。医療者はN95マスクを着用する |
| 飛沫感染 | マイコプラズマ肺炎、インフルエンザ、溶連菌感染咽頭炎、ムンプス、風疹 | 患者同士の間隔を2m以上離すか、カーテンなどの障壁を設置する。患者に咳エチケットへの協力を依頼する。医療者はサージカルマスクを着用する |
| 接触感染 | ブドウ球菌感染皮膚疾患、感染性胃腸炎疑い（ロタウイルス、ノロウイルス）、疥癬、2類感染症疑い | 直接的な接触の回避、接触感染源の適切な処理。医療者が処置を行う際はマスク・ゴーグル・エプロン・手袋を着用する |

## Step2：感染性疾患のスクリーニング

　救急を受診する患者は、感染症罹患に関する情報や知識・認識が少ないため、COVID-19以外の空気感染、飛沫感染、接触感染に関する症状観察を行う。小児の場合は保育園や幼稚園、学校での流行疾患を把握し、患者やスタッフの安全と感染拡大予防のため、院内で定められた予防策に準じた対応を行う。症状と感染物、考えられる感染経路（表4）から、患者に対する予防策と医療者が行う予防策の両面を理解し、地域や施設に準じたスクリーニングフローや対応策をマニュアル化しておくとよい。

感染性があるもの：すべての①血液、②体液（精液・腟分泌物）、③分泌物（唾液・痰）、④排泄物（尿・便・嘔吐物 ※汗を除く）、⑤傷などがある皮膚、⑥粘膜（口腔内、鼻腔内、陰部）

## Step3：来院時症候の確認

　受診した理由、一番何がつらいのか、何が心配なのかを問診する。患者の訴えがそのまま「症候」でない場合もある。例えば、「眠れない」と訴えるが、詳細を聞くと「横になると息苦しくて眠れない」と分かり、症候は「息苦しさ」となる。患者にとって「今一番問題となるもの」を問診や視診から引き出すことが重要である。

## Step4：自覚症状の問診

　症状に関する経過や原因となった現病歴、既往歴などを聴取する。救急トリアージにおける問診は3〜4分程度を目標とするため、第一印象と来院時症候から予測される緊急性の高い病態の鑑別（臨床推論②③の活用）を考慮して行う。現病歴の問診は「OPQRSTT」（表5）を活用し、病歴の問診は「SAMPLER」（表6）を活用すると、聴取漏れを防ぐことができる。

　効果的な問診方法として、自由回答方式（open question）と選択回答方式（closed question）がある（表7）。自由回答は経過における詳細を聞き出す時に用い、YESやNOなどで確認可能な情報は選択回答方式で聴取する。

　問診時の注意点は、相手の話を聴く姿勢で「傾聴」すること、思い込みや決めつけを取り除き相手の訴えを聴くことである。会話の途中に「共感」をしながら経過を「要約」することが重要となる。共感とは、うなずきながら言葉をオウム返しすることではなく、相手の話していることを理解し、確認の意味も込めて繰り返すことである。

**表5 ▶ 現病歴問診に関する OPQRSTT**

| | 略語 | 内容 |
|---|---|---|
| O | Onset | いつ痛みや苦痛が始まったのか |
| P | Palliation / Provocation | 病状を増悪・寛解させるもの |
| Q | Quality | 症状の性質・程度 |
| R | Radiation / Region | 症状の場所・放散の有無 |
| S | Severity / Symptom | 程度・随伴症状 |
| T | Time course | 時間経過 |
| T | Treatment | 内服の有無と時間、内服の効果の有無 |

**表6 ▶ 病歴問診に関する SAMPLER**

| | 略語 | 内容 |
|---|---|---|
| S | Symptoms | 主訴や症状 |
| A | Allergy | アレルギー |
| M | Medication | 内服 |
| P | Past medical history | 既往歴・妊娠 |
| L | Last oral intake | 最終食事摂取 |
| E | Event preceding | 現病歴・状況 |
| R | Risk factor | 危険因子 |

**表7 ▶ 問診の一例**

| | | |
|---|---|---|
| 看護師 | 「今日はどうなさいましたか？」 | …自由回答方式 |
| 患者 | 「頭が痛いんです」 | …主訴確認 |
| 看護師 | 「なるほど、何をしていた時に痛くなりましたか？」 | …自由回答方式 |
| 患者 | 「何していたかなあ？」 | …回答に迷う |
| 看護師 | 「動いていましたか？ 休んでいましたか？」 | …選択回答方式に変更 |
| 患者 | 「仕事中だったな」 | |
| 看護師 | 「なるほど、作業中に急に痛くなりましたか？」 | …選択回答方式で追加 |
| 患者 | 「いいえ、座って事務仕事をしていて、だんだんと痛くなってきました」 | …経過が確認できた |

## Step5：他覚的所見の評価（バイタルサイン、身体診察、確認が必要な項目）

### 🐻 バイタルサイン（生命の徴候）のみかた

バイタルサインは、身体が生きていることを示す心身の所見や反応のことである（表8、9）[5]。この中に異常を示すサイン（バイタルの逆転など）が隠れていないか、患者の日常の数値から逸脱していないかを評価する。バイタルサインで示される呼吸・循環・意識・体温は相互に関連性を持ち身体の機能を維持しているため、いずれかに異常を来せば他の数値も異常値を示してくる。

どこかに異常を感じたら、すべてのバイタルサインを確認する必要がある。中でも呼吸数は一番初めに異常を示す数字であることを、解剖生理学的な理由から理解しておくとよい。

### 🐱 身体診察

ここまでで予測したいくつかの病態について、フィジカルアセスメント（視診・聴診・触診・打診）技術を用いて、呼吸器系、心血管系、脳神経系、消化器系、筋骨格系などにみられる徴候を確認し推論検証する。すべてを観察するのではなく、症候に関連した身体所見を確認することで判定への根拠づけがより確実となる。

### 🐱 確認が必要な項目

成人と小児に共通して、緊急度判定に影響を及ぼす特徴的な項目がある。高血圧、糖尿病、メンタルヘルス、受傷機転における高エネルギー外傷、出血性素因、脱水症状、疼痛の強さである。緊急度を判断する場合の重要な確認事項であるが、詳細は緊急度判定支援システム JTAS を参照されたい。

## Step6：緊急度レベルの評価・判定

予測できる病態は必ずしも一つではないことを意識しながら、Step1〜5 までの観察結果

**表8 ▶ バイタルサインの観察項目**

| 呼吸 | 循環 | | 中枢神経系 | 体温 |
|---|---|---|---|---|
| | 血圧 | 脈拍 | | |
| 呼吸数<br>呼吸運動<br>呼吸パターン<br>呼吸音<br>チアノーゼ・SpO₂ | 血圧の値<br>左右差<br>四肢の差 | 脈拍数<br>リズム（整 / 不整）<br>大きさ・強さ<br>左右差<br>四肢の差 | 意識レベル<br>（JCS や GCS）<br>反射<br>痙攣<br>麻痺 | 体温<br>（発熱 / 低体温）<br>熱中症 |

を統合し、患者の病態に合った適切な緊急度レベル判定を行う。同時に、再トリアージまたは診療開始まで安全に待つことができる時間も決定する。指標の一つとして、緊急度判定支援システム JTAS を用いると 5 段階で判定可能である（表1）。

**🐻 緊急度レベル判定で行うべき対応**

□指標を用いて患者の状態に適した緊急度レベルを判定する

□患者が診療を受けるまで安全に待つことのできる時間を決定する

□緊急度レベルに応じ、安楽に待つことのできる場所を決定し案内する

□診療を受けるまでに可能な応急処置や看護ケアを提供する

□基準に準じて再トリアージを行う

□状態変化が確認された場合、状況に応じた応援要請や診療依頼を行う

## Step 補足：判定要素となる病態以外の個別情報

年齢や性別によって、症状から予測される病態は異なり、なぜ受診したのかによって、検査を行うのか処方のみでよいのかなど、その後の対応が異なる。同じ症状でも深夜帯の救急外来を受診する状態ならば、緊急度や重症度の高い病態を予測した対応となる。しかし、緊急度の高い病態でないと判断すれば、翌朝までの症状緩和、問題除去がケア方針となる。

**表9 ▶ バイタルサインと緊急度**（文献5より転載）

1. バイタルサインが正常範囲（基準値）から離れるほど緊急度は高い
2. バイタルサインが基準値から短期間で逸脱していくほど緊急度は高い
3. バイタルサインが急激に変化するほど緊急度は高い
4. バイタルサインのいずれか一つでも基準値から急激に離れると緊急度は高い

緊急度判定には病態のみならず、患者の置かれている状況、診療科医師がいるかいないか、検査や治療がどこまでできるか、何人のスタッフで当直しているかといった救急外来の外的因子も関与してくることを理解しておく必要がある。

### 医療者間で適切に伝え合うコミュニケーションスキル「SBAR」の考え方

看護師の中には、医師に患者の異常を報告しても指示が得られず、診察にも来てもらえなかった経験があるだろう。これは看護師が考える病態解釈や今後の変化予測が医師と異なったこと、あるいは提供している情報が不十分であることが考えられる。医師がどの情報から何を考えているのかを理解できれば、医師の必要としている情報が分かる。

報告時にデータと情報を提供し、自分はどう推論したのか、どうしてほしいのかを伝えることで、医師との相違を縮めることが可能となる。そこで、迅速に、かつ順序立てて伝えるための手法として SBAR（Situation-Background

表 10 ▶ SBAR

| S | Situation<br>(状況) | 患者に何が起こっているのかを簡潔に伝える<br>☐自分の所属と名前、連絡理由<br>☐患者氏名、年齢<br>☐自分が問題としている事柄<br>☐連絡を必要としている問題<br>☐患者の状態が変化したことに関するスタッフの判断 |
|---|---|---|
| B | Background<br>(背景) | 出来事に関する経過や既往などの情報を伝える<br>☐既往歴など現在までの大まかな経過<br>☐バイタルサイン：血圧、脈拍、呼吸、体温、意識<br>☐患者の緊急対応、処置に関して |
| A | Assessment<br>(評価) | 何が問題なのか自分の考えを伝える<br>☐私が問題と考えることは……<br>☐何が問題なのかは明確には分からないが、患者の状態は悪くなっている<br>☐患者の状態は安定せず、悪くなっている |
| R | Recommendation<br>(提案・依頼) | どうしてほしいのか提案・依頼する　どうしたらよいのか指示を受ける<br>☐提案、今必要と思われること<br>☐何か検査が必要か？<br>☐医師が到着するまでに何をすればいいか？<br>☐もし治療の指示が変更されるなら、必ず聞く |

Assessment-Recommendation)（表 10）を紹介しておく。

## 救急患者は何を期待しているのか？

　COVID-19 に対する社会的不安もあり、医療が逼迫する中でも、救急外来を受診すれば自分の病態についてすぐ分かり、治してもらえると期待している患者は少なくない。その期待に対し、適切な感染予防策と病態把握、救急トリアージを行うことにより、緊急度や重症度の高い患者を選択し処置を開始すると同時に、診療を待つ患者に対し安全の保証と安心感を与えることが可能となる。

　COVID-19 によりさまざまな制限や制約がある中で、軽症に思われる患者を軽んじている、差別していると誤解を招くことのない、誠意ある対応が望まれている。

●引用・参考文献
1) 石松伸一. " 看護は臨床推論を日々の実践にどう活かすか：ナースが知っておきたい！臨床推論の基本 ". 実践につよくなる看護の臨床推論：ケアを決めるプロセスと根拠. 東京, 学研メディカル秀潤社, 2014, 8-21.
2) 日本救急医学会ほか監修. 緊急度判定支援システム JTAS2017 ガイドブック. 東京, へるす出版, 2017, 6-19, 54-7.
3) 総務省消防庁. 救急事故等報告要領.
4) 厚生労働省. 新型コロナウイルス感染症 COVID-19 診療の手引き第 5.2 版. 2021. https://www.mhlw.go.jp/content/000815065.pdf（2021 年 10 月 1 日閲覧）
5) 日本救急看護学会『フィジカルアセスメント』編集委員会編. " 初療のフィジカルアセスメントの基礎Ⅲ緊急度判定（院内トリアージ）". 救急初療看護に活かすフィジカルアセスメント. 日本救急看護学会監. 東京, へるす出版, 2018, 43.
6) 厚生労働省. 日本救急看護学会 新型コロナウイルス感染症（COVID-19）に対応した救急看護実践ガイド（Ver.2.0）. 2021. http://jaen.umin.ac.jp/pdf/guide_Emergency nursing_COVID-19_v2.0.pdf（2021 年 10 月 1 日閲覧）
7) 木澤晃代編著. ナビトレ 新人ナース とり子と学ぶ 緊急度判定に活かすアセスメント力超入門：外来・病棟で使えるトリアージ. 大阪, メディカ出版, 2014, 8-44.
8) 芝田里花編著. " 大事な症状を見逃さないために ". ナビトレ 病棟で絶対に見落としてはいけない危険な症状 17：「何か変？」に気づけるフローチャートと見極めポイント. 大阪, メディカ出版, 2012, 12-20.
9) 日本救急看護学会監修. トリアージナースガイドブック 2020. 東京, へるす出版, 2019, 61.
10) 寺澤佳洋ほか. 問診の基本事項と問診で使う統計. レジデント. 7 (2), 2014, 6-15.
11) 戸塚美愛子. 救急外来における感染防止対策. 救急看護トリアージのスキル強化. 4 (2), 2014, 79-84.
12) 前掲書 1）. 127.

（佐藤加代子）

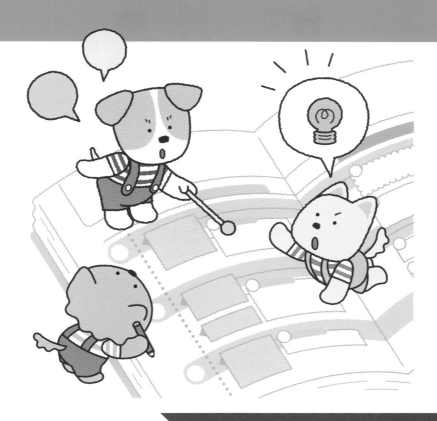

2章

# 救急での動きかた・患者のみかた
## 〈実践〉

# ❶ 意識障害

わん！

## はやわかり！ 患者のみかた・救急ナースの動きかた

### 「意識障害」とは

　私たちは日常生活において、「自分自身の意識」について意識する機会はそうそうない。ところが、対象が患者となると、コミュニケーションをとる中で「あれ？ いつもと何か違うな」と気付いたとき、きっと「○○さん、大丈夫ですか？」と状態を確認する。目の前で人が卒倒した時も「大丈夫ですか？ 分かりますか？」と意識の確認をするはずである。そもそも、意識障害とはどのようなものなのか。

　意識障害とは、意識が清明でない状態をいう。意識が清明であるかを判別するために

は、見当識を評価する必要がある。見当識とは、自分の名前や生年月日、現在の日時や場所を正確に認識していることであり、見当識が保たれているかどうかが意識障害の指標となる。その評価のために用いられるスケールとして、JCS（Japan Coma Scale〔表1〕）やGCS（Glasgow Coma Scale〔表2〕）が挙げられる。

　意識レベルを評価する際には、まず患者に声かけをする前に近寄ったとき、患者がこちらに視線を向けるかどうかを確認する必要がある。視線を向けなかったり、開眼していない状態であれば、呼びかけてみる。それでも反応がない場合には、肩をたたくなどの刺激

表1 ▶ Japan Coma Scale（わが国で最も広く用いられている）

| 刺激をしなくても覚醒している状態 | 大体清明だが今ひとつはっきりしない | 1 |
|---|---|---|
| | 見当識障害がある | 2 |
| | 自分の名前、生年月日が言えない | 3 |
| 刺激をすると覚醒する状態（刺激をしないと覚醒しない） | 普通の呼びかけで容易に開眼する | 10 |
| | 大きな声または体を揺さぶることにより開眼する | 20 |
| | 痛み刺激を与えつつ呼びかけを繰り返すとかろうじて開眼する | 30 |
| 刺激をしても覚醒しない状態 | 痛み刺激に対して払いのける動作をする | 100 |
| | 痛み刺激で少し手足を動かしたり顔をしかめる | 200 |
| | 痛み刺激に反応しない | 300 |

を加えてみて、開眼するかどうかを確認する。

## 高度の意識障害を見逃すな

　意識障害の程度が JCS 30 以上や GCS 8 点以下、あるいは経過観察中に GCS が 2 点以上の急速な低下を認めた場合は、重症な病態にあり緊急性が高い状態と判断する必要がある。このような高度の意識障害を来しているときは、気道確保が確実であるかを確認

し、瞳孔の様子を観察することも必須のアセスメント方法である。

　その他にもバイタルサインを測定し、クッシング徴候が見られないかを判断する必要がある。クッシング徴候とは、頭蓋内圧が亢進すると脳への血流を維持するために血圧が上昇し、徐脈を認める場合を指し、病態が進行すると瞳孔不同が出現してくる。これらの徴候を見逃さないための観察が重要となる。

表 2 ▶ Glasgow Coma Scale（**世界的に広く用いられている**）

| | | | |
|---|---|---|---|
| E | Eye opening（開眼） | 自発的に | 4 |
| | | 言葉により | 3 |
| | | 痛み刺激により | 2 |
| | | 開眼しない | 1 |
| V | Verbal response（言語） | 見当識障害なし | 5 |
| | | 混乱した会話 | 4 |
| | | 不適当な言葉 | 3 |
| | | 理解できない声 | 2 |
| | | 発声がみられない | 1 |
| M | Motor response（運動） | 命令に従う | 6 |
| | | 痛み刺激で疼痛部位に手足を持ってくる | 5 |
| | | 四肢を屈曲する（逃避） | 4 |
| | | 四肢を屈曲する（異常屈曲）＝除皮質硬直 | 3 |
| | | 四肢伸展＝除脳硬直 | 2 |
| | | まったく動かさない | 1 |

E ＋ V ＋ M ＝○点で表現する

# 意識障害患者のみかた ✕

| 経過 | 患者 | ナース  |
|---|---|---|

## 搬入前 10分

### 症例提示

**年齢・性別** 50代・男性
**既往歴** 高血圧症、糖尿病
**現病歴** 自宅兼店舗（自営業で銭湯を経営）の隣の作業小屋で倒れているのを妻が発見した。
**救急隊観察所見** JCS 100、呼吸数22回/min、脈拍80回/min、血圧168/100mmHg、SpO$_2$ 99%（酸素投与なし）、体温36.1℃。

### わん！POINT ①

#### 疾患の予測と検査準備

救急隊からの情報では、意識障害を認める。その他のバイタルサインでは、血圧が高いようだ。既往歴に高血圧があり、脳出血などの頭蓋内疾患が原因かもしれないが、他の原因から意識障害を起こしているかもしれない。ひと通りの検査準備を行っておく。

あらかじめ放射線検査室にポータブルX線やCT検査室の確保を連絡しておくと、検査がスムーズに行われるワン！

## 搬入時 0分

爪床圧迫による痛み刺激に開眼せず、手を振り払う（JCS 100）、呼吸数24回/min、脈拍83回/min、血圧158/101mmHg、SpO$_2$ 99%（酸素投与なし）、体温35.9℃、瞳孔所見は不同なし、両側3.0mmで対光反射迅速、尿失禁あり、嘔吐痕あり。
**付添者** 妻

12誘導心電図と血液ガス分析(表3)、超音波画像診断検査を行う。

### わん！POINT ③

#### 呼吸、循環、意識の異常を確認

呼吸、循環、意識の異常がないかを短時間で評価する。自発呼吸はしっかりしており、気道と呼吸の異常はみられない。皮膚の冷感や湿潤もみられないが、意識障害が続いている。
嘔吐痕が認められ、再び嘔吐するかもしれない。誤嚥のリスクがあるため、吸引や気管挿管の準備もしておく。
モニターの血圧測定間隔も2〜3分とし、血圧の上下限値もドクターに確認の上、設定しておく。
指示のもと、末梢静脈路の確保や採血を行う。

## 搬入後 5分

血液ガス分析結果より、一酸化炭素中毒が明らかとなり、気管挿管と人工呼吸器による酸素療法（酸素濃度100%）が開始となる。
胸部X線ポータブル撮影を行う。

ポータブルX線撮影の指示があれば、患者搬入後すぐに放射線検査室へ連絡する。

妻に必ず待合室で待機するよう伝える。また、時々妻の状態も気にかける。

# 救急ナースの動きかたチャート ①

## ドクター

### 意識障害の原因は何なのか？

頭部 CT 検査は必須であるが、その前に救急外来（初療室）でできる検査は行っておこう。気道が確実に確保されていなければ、気管挿管も考慮する必要がある。

### チームビルディングも重要な受け入れ準備

救命救急センターに搬送あるいは、ウォークインで受診した患者が重症であればあるほど、多くのスタッフのマンパワーが必要になる。一度にたくさんのスタッフが複雑な処置や処置の介助を行うが、視野が狭くなり、患者の全体像を見逃してしまう恐れがある。事前にリーダーを決め、各スタッフの役割を決めるといった「チームビルディング」も重要な受け入れ準備である。

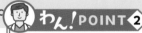

### わん！POINT ❷
### 第一印象で緊急性を判断

来院直後の患者の全身状態について、まず「第一印象」で緊急性の判断を行う。

### わん！POINT ❹
### 突然発症の意識障害から考えること・行うこと

突然発症の意識障害の場合、胃は食物残渣で充満している状態（フルストマック）と考える。患者は、いつ嘔吐してもおかしくない状況にあり、誤嚥の予防が必須となるため、気管挿管を実施する確率が高い。付添者がいる場合、最終食事摂取時間も可能であれば聴取しておく。

### 問診で判断材料を得るために……

患者はどのような状況下で倒れていたのか、普段の生活状況や心理的状況（悩みがなかったかどうか）、家族の既往歴など、問診によって詳細に診断材料を得ていくため、家族などの存在は欠かせない。

表3 ▶ 血液ガス分析結果

| | |
|---|---|
| pH | 7.263 |
| $PO_2$ | 92.0mmHg（Torr） |
| $PCO_2$ | 34.8mmHg（Torr） |
| Na | 139mEq/L |
| K | 5.4mEq/L |
| Cl | 110mEq/L |
| GLU | 144mg/dL |
| Lac | 6.5mmol/L |
| Hb | 14.7g/dL |
| CO-Hb | 56.0% |
| $HCO_3$ | 18.0mEq/L |
| Anion Gap | 16.4mEq/L |

●アセスメント：

pH を見るとアシデミアが存在する。酸素化も問題なく、二酸化炭素の貯留も認めない。

電解質はカリウム（K）値がやや高いので、今後の推移や心電図変化をモニタリングしていく必要がある。

乳酸（Lac）は高い値を示しており、乳酸アシドーシスの病態を呈していると考えられる。

一酸化炭素ヘモグロビン濃度（CO-Hb）が著明に高い値であり、緊急に対処する必要がある。

CO-Hb の異常に対し、酸素療法を行うことが予測され、患者の意識や呼吸状態により、気管挿管も考慮する可能性があるため、すぐに介助できるよう準備しておく。

また、血液ガス分析による各データの再評価を行うために血液ガス分析器具の準備と、医師に再評価の必要性を確認し、共通認識を持つ。

血液ガス分析のデータは、酸素化や電解質、ヘモグロビンなど情報満載！ ナースも必ず目を通しておくことで、看護ケアに生かせるワン！

# 意識障害患者のみかた ×

| 経過 | 患者 | ナース  |
|---|---|---|

**搬入後 15分**

頭部単純CT検査を行う。意識レベル、バイタルサインに大きな変化はみられない。

### 検査室に移送

ストレッチャーでCT検査室に移送する。移送の際は、モニタリングを継続する。また、酸素ボンベの酸素残量も移送前に必ず確認する（図1）。

酸素ボンベの残量は、残量計の針が赤ゾーンに入ったら交換する習慣を身に付けておくんだワン！

**搬入後 30分**

頭部単純CT検査の結果、頭蓋内に異常所見はみられなかった。意識レベルは、肩をたたき呼名を繰り返すとようやく開眼するが、またすぐに閉眼する（JCS 30）。離握手の指示には従わない。

### 患者の安全管理

意識レベルの改善を認めてきたため、今後の推移を注視していく。また、なぜ救急搬送されたのか理解していない場合、急に混乱を来す場合もあるため、患者の安全管理（チューブ、ライン類の事故抜去やベッドからの転落の予防）を十分に行う。

**搬入後 60分**

意識レベルは、呼名に開眼し視線を向ける。問いにうなずく。離握手の指示にゆっくりだが従う（JCS 10）。呼吸数22回/min、脈拍94回/min、血圧138/89mmHg、$SpO_2$ 100%（酸素10L/min）、体温36.3℃、瞳孔所見は不同なし、両側3.0mmで対光反射迅速。

妻からの情報収集や検査結果の説明に同席する。

 **わん！POINT 5**

### 観血的動脈圧測定ラインの必要性確認と安楽へのケア

血中の一酸化炭素濃度は減少傾向にあるが、今後も継続した動脈血採取による一酸化炭素濃度の推移をモニタリングする必要があるため、観血的動脈圧測定ラインの必要性を主治医に確認し、必要時は準備する。また、頭痛などの随伴症状の有無や程度の観察、気管挿管による苦痛を緩和するための鎮痛・鎮静など、安楽へのケアを行う。

**搬入後 90分**

血液ガス分析（表4）を行う。

**診断**

### 一酸化炭素中毒の診断が確定

入院の方針となる。救急外来にて、観血的動脈圧測定ライン、尿道留置カテーテルを挿入後、救急ICUへ入院となる。

本人や家族に入院の必要性を説明し、理解の程度を確認し、要望も伺う。その要望を確実に入院先のナースへ報告し、継続看護を実践する。

# 救急ナースの動きかたチャート ②

## 家族への詳細な問診

とりあえず、ひと通りの至急行う検査が一段落したら、患者の全身状態の継続観察はもちろんのこと、家族から詳細に発見当時の様子を聴取する。問診の際には、ナースが同席してくれることで、家族の意思や治療方針の共有も図ることができる。

家族が主治医からの説明をきちんと理解できているか、説明後に確認することと、補足のために家族が理解しやすい言葉を用いて、ナースから説明することも大事な家族ケアだワン！

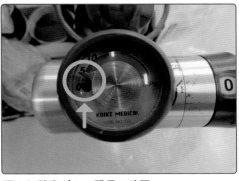

**図1▶酸素ボンベ残量の確認**
残量計のメーターが赤ゾーンにさしかかっていたら、ボンベを交換する。
「次に使う人が困らないように＝次に酸素療法を受ける患者のために」ということを意識する。

**表4▶血液ガス分析結果（2回目）**

| pH | 7.340 |
|---|---|
| PO$_2$ | 330.2mmHg |
| PCO$_2$ | 35.6mmHg |
| Na | 139mEq/L |
| K | 4.8mEq/L |
| Cl | 109mEq/L |
| GLU | 140mg/dL |
| Lac | 4.9mmol/L |
| Hb | 13.5g/dL |
| CO-Hb | 31.0% |
| HCO$_3$$^-$ | 18.6mEq/L |
| Anion Gap | 16.2mEq/L |

●アセスメント：
酸素療法開始後90分弱が経過した。血液ガス分析の再評価では、一酸化炭素ヘモグロビン濃度（CO-Hb）も低下しており、他の値も1回目のデータより増悪しているものはなさそうである。
引き続き、患者の全身状態を継続観察しながら、データの推移も観察していく必要がある。

## 問診からの鑑別診断

妻への問診の結果、倒れていた作業小屋には銭湯のお湯を沸かすためにボイラーが設置されていたことが判明した。不完全燃焼により、一酸化炭素が小屋の中に充満していた可能性がある。発見当時の小屋の様子やにおいなどについて、必要時は救急隊や警察などの関係機関に情報提供を依頼する場合もあることから、ナースも情報収集をできるだけ詳しく行い、診療チーム間で情報共有を行うことが重要である。
また、労働災害などの事故では、複数傷病者が発生する場合もあるため、救急隊からの受け入れ要請の時点で、災害の規模などを確認しておくことも受け入れ側の心構えとして大切である。

2章　救急での動きかた・患者のみかた《実践》　①意識障害

# 看護のPOINT

チャート内の
わん！POINTを
解説するワン

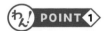 **POINT①**

## 受け入れ準備は救急外来の要

　救急隊からの患者情報により、意識障害を有していることが明らかとなれば、その原因が何であるのかを救急外来で検索することが必要となる。私たちが注意しなければならないことは、意識障害の原因が頭蓋内疾患だけとは限らないことである。アルコールや薬物の過量摂取、低酸素血症でも意識障害を来すことがあり、「意識障害＝頭蓋内疾患➡頭部CT検査」と短絡的に判断してしまうと、CT検査室で急変する可能性がある。例えば、低血糖による意識障害の場合は、速やかにブドウ糖液の注射を医師の指示のもとに実施する必要があるが、CT検査に時間を要してしまうと意識障害を来している時間も遷延してしまう。これは患者にとって不利益なことである。

　意識障害の鑑別診断については、「AIUEOTIPS（アイウエオチップス）」を覚えておくとよい（表5）。意識障害の原因検索は慎重に行う必要があり、その検査や診察が円滑に運ぶよ

表5 ▶意識障害の鑑別（AIUEOTIPS）

| | | |
|---|---|---|
| A | Alcohol | 急性アルコール中毒 |
| I | Insulin | 低血糖、糖尿病性昏睡 |
| U | Uremia | 尿毒症 |
| E | Encephalopathy | 肝性脳症、高血圧性脳症、脳炎 |
| | Endocrine | 甲状腺、副甲状腺、副腎、脳下垂体（内分泌疾患） |
| | Electrolytes | 電解質異常 |
| O | Oxygen | 低酸素、一酸化炭素中毒、シアン中毒 |
| | Overdose | 薬物過量摂取 |
| T | Trauma | 外傷 |
| | Temperature | 低体温、高体温 |
| I | Infection | 感染症、髄膜炎 |
| P | Psychiatric | 精神科疾患 |
| S | Stroke | 脳卒中 |
| | Seizure | 痙攣 |
| | Shock | ショック |
| | SOL（space occupying lesions） | 頭蓋内占拠性病変 |
| | Syncope | 失神 |

**表6 ▶ ショックの5徴候（5P）**（文献2より転載）

| 蒼白（Pallor） | 皮膚や粘膜の血管が収縮し、四肢や顔色が蒼白で冷たくなる |
|---|---|
| 虚脱（Prostration） | 脳血流の減少により、落ち着きがなく多弁になったり、不穏やうつろな表情、無意欲、意識消失となる |
| 冷汗（Perspiration） | 交感神経の過緊張から、全身が冷たくじっとりとする |
| 脈拍触知不能（Pulselessness） | 組織への血流を維持しようと心拍数の増加が起きるが、心拍出量は少なく、末梢の動脈触知ができなくなる |
| 呼吸不全（Pulmonary deficiency） | 組織の低酸素、代謝性アシドーシスなどから起きる |

う、看護師には必要物品の準備（血糖測定器具や血液ガス分析、12誘導心電図など）や検査室との連携といった役割が求められる。「備えあれば憂いなし」。1分1秒が貴重な救急外来だからこそ、迅速に対応できるよう準備は確実にしておきたい。

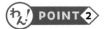

## 第一印象による緊急性の判断

救急外来では、救急車の到着から患者がストレッチャーに移るまでの短時間で、見た目での第一印象から、緊急性が高いかどうかの判断を行うため、必ず受け入れスタッフが救急車車寄せまで出迎えなければならない。呼びかけに対する応答はどうかで気道の開通と意識状態を確認し、胸郭の動きや顔面蒼白を視診で観察する。さらに脈拍の触診を行うことで呼吸と循環の状態を確認でき、患者がショック状態かどうかを評価し、診療チームにその結果を宣言することで共通認識を得る。

ショックというのは単に血圧が低下した状態をいうのではなく、「全身の末梢組織への有効な血流量が減少することにより臓器・組織の生理機能が障害される状態」[1]と定義される。顔面蒼白や冷汗などショックの際にみられることの多い特徴を「ショックの5徴候（5P）」という（表6）[2]。ショックの徴候がみられた場合には、緊急性が高い状態と判断

し、必要な処置を医師の指示のもとに速やかに実施できるよう、看護師も視診や触診、聴診といったフィジカルアセスメントを熟知しておくことが必須である。

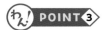

## 意識障害患者への対応

救急外来では、意識障害の原因検索のために必要な検査が同時進行的に行われる。そのため、全身を観察する目的からも脱衣をすることがほとんどであり、超音波検査や12誘導心電図、血液ガス分析の検体採取など、患者の皮膚の露出が必要以上に多くなる場面も少なくない。そのような場面で救急看護師は、患者への配慮を忘れてはならず、必要最小限の露出になるように工夫することも大切な救急看護である。また、意識障害を有していたとしても処置の前後には声かけをすること、薬物過量摂取を繰り返す患者が再び搬送されてきても対象への配慮を忘れずに粛々とケアを実践することがプロとして要求される。

さらには、家族が不在の場合、本人も意識障害があるために各種検査や治療を行うための説明と同意を得ることが困難なこともあり、状況次第では救命することが最優先と主治医が判断すれば、必要な検査や治療が行われることもある。このように救急外来では、さまざまな倫理的配慮が必要な場面が存在す

る。私たちは救急看護師である以前に、ひとりの人間として対象と向き合うことが大切である。

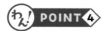

## 意識障害患者の情報収集

　意識障害がある患者から情報収集を行うことは困難な場合が多く、家族などの付添者や救急隊などから詳細を聴取することが必要となる。その際に聴取すべき項目は、意識障害の発生時期（健常な状態での最終目撃時刻）、随伴症状の有無（全身の痙攣、四肢の運動障害、嘔気・嘔吐など）、既往歴、内服歴（特に抗凝固薬や抗血小板薬の有無）、アレルギーの有無や普段の生活レベル（ADL〔activities of daily living：日常生活動作〕の状態）などである。特に高齢者の場合は、睡眠薬の過量摂取や薬剤の変更が最近なされていなかったかも重要な確認事項である。

　また近年の高齢社会や核家族化を反映し、救急外来でも患者の普段の生活状況をよく知る身内がいなかったり、独居老人の救急搬送も増えてきている。このような場合、情報収集は一気に困難を極める。かかりつけ医の存在や介護保険などの社会資源の活用はないかなど、地域や行政との連携が必須となることもあるため、病院の地域連携を担当する部門と普段から関係性を構築しておくことで、困難を乗り越えられる場合もある。

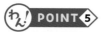

## 一酸化炭素中毒の患者ケアで大事なこと

　一酸化炭素の臨床症状は血中一酸化炭素ヘモグロビン濃度（CO-Hb）により多彩である

表7 ▶一酸化炭素中毒の症状 （文献3より改変）

| 血中一酸化炭素濃度（CO-Hb）% | 症状 |
| --- | --- |
| 0〜10 | なし（冠動脈疾患の既往がある場合は注意） |
| 10〜20 | 軽い頭痛、皮膚血管拡張、労作性狭心症 |
| 20〜30 | 拍動性の頭痛、倦怠感、運動時の呼吸困難感 |
| 30〜40 | 激しい頭痛、嘔気・嘔吐、視力障害、判断力低下 |
| 40〜50 | 頻脈、頻呼吸、運動麻痺、失神 |
| 50〜60 | 意識混濁、痙攣、チェーン・ストークス呼吸 |
| 60〜70 | 循環虚脱、呼吸減弱 |
| 70〜 | 死亡 |

（表7）[3]。CO-Hb濃度が70％を超えると、30分以内で人間は死亡するとされている。初期治療の基本は高濃度酸素の投与である。意識障害のある一酸化炭素中毒患者の場合、高頻度で気管挿管による酸素療法を行うため、あらかじめ気管挿管の処置物品や吸引の準備を行っておくことが基本である。また、意識障害の改善とともに激しい頭痛や嘔気・嘔吐を認めることもあるため、安楽なケアが提供できるよう、症状の有無や程度を経時的に確認することが重要である。

●引用・参考文献
1) 日本救急医学会監修. "ショック". 標準救急医学. 第5版, 東京, 医学書院, 2014, 145.
2) 佐藤道代. "ショック". 救急看護アセスメントマップ：症状別・疾患別マップで理解する急変時ケアの全体と判断. 寺師榮ほか監. 愛知, 日総研出版, 2004, 132-47.
3) 荒田慎寿編. "19) 煙の吸入 ①一酸化炭素中毒". 救命救急センター初期治療室マニュアル. 東京, 羊土社, 2008, 208-9.
4) 千葉武揚. ショック. エマージェンシー・ケア. 24 (4), 2011, 353-6.

（千葉武揚）

# MEMO

# ② 頭痛

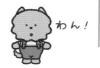
わん！

## はやわかり！ 患者のみかた・救急ナースの動きかた

### 「頭痛」を訴える患者に耳を傾けてみよう！

　頭痛があったとき、自分ならどうするだろうか？ 薬を飲んで様子をみる、少し寝て身体を休める……夜間・休日に救急診療を受け治療内容や原因疾患を調べてもらおうとは思わないかもしれない。しかし、患者は「何かおかしい」と思うほどの頭痛や、それに伴う随伴症状があると救急診療を受けに来る。このような患者に対して、緊急度・重症度を判断するためには、患者の訴えに耳を傾けることが必要である。

### 頭痛を引き起こす疾患

　患者が「頭が痛い」と訴えたときに考えられる「頭痛」を引き起こす疾患は何かを、頭の中で思い浮かべてみる。頭痛は、表1にあるように、原因のはっきりしない一次性頭痛と、何らかの疾患に当てはまる二次性頭痛に分類される。二次性頭痛の中でも、「危険な頭痛」（表2）[1] を患者の既往歴や生活習慣なども把握した上で早期にアセスメントしていくことが重要である。

　そして、生命の危機に関わる頭痛かどうか、つまり緊急度が高いかの判断が必要とな

表1 ▶ 国際頭痛分類第3版
（International Classification of Headache Disorders 3rd Edition；ICHD-Ⅲ）

| 一次性頭痛 | 偏頭痛<br>緊張性頭痛<br>三叉神経・自律神経性頭痛（TACs）<br>その他の一次性頭痛 |
|---|---|
| 二次性頭痛 | 頭頸部外傷・傷害による頭痛<br>頭頸部血管障害による頭痛<br>非血管性頭蓋内疾患による頭痛<br>物質またはその離脱による頭痛<br>感染症による頭痛<br>ホメオスターシス障害による頭痛<br>頭蓋骨、頸、眼、耳、鼻、副鼻腔、歯、口、<br>　あるいはその他の顔面・頸部の構成組織の障害による<br>　頭痛または顔面痛<br>精神疾患による頭痛<br>脳神経の有痛性病変およびその他の顔面痛<br>その他の頭痛性疾患 |

る。緊急度を見極めるために、患者や患者の周囲にいた人、そして家族への問診から情報を収集していく。このとき、緊急度の判断で重要なのが「突然起こった激しい頭痛」である。突然起こる頭痛は、クモ膜下出血、脳出血など緊急性が高いと考えられる。問診しながら危険な頭痛の原因を想定していき、バイタルサイン・意識レベル・随伴症状などの経過観察を行っていくことが重要となる。

表2 ▶ **危険な頭痛**（文献1より転載）

| 頭痛の発症様式、部位と性質 | 随伴症状 | 疾患 |
|---|---|---|
| 突発的、激しい後頭部痛 | 意識障害、悪心、嘔吐、項部硬直 | クモ膜下出血 |
| 急性、激しい、拍動性 | 出血に応じた局所神経症状、意識障害、出血増大に伴い頭痛増強 | 脳出血 |
| 突発的 | めまい、嘔吐、梗塞部位に応じた局所神経症状 | 脳梗塞 |
| 数日～数週間、頭全体、ズキズキする痛み | 発熱、髄膜刺激症状、意識障害 | 髄膜炎 |
| 朝、激痛、拍動性 | 高血圧、頭蓋内圧亢進症状、意識障害、痙攣、麻痺 | 高血圧性脳症 |
| 初期意識障害、回復後の頭痛 | 清明期を伴う、意識障害、嘔吐 | 急性硬膜外血腫 |
| 片側性、鈍痛、頭重感、頭部打撲の既往 | 記銘力・記憶力の低下、見当識障害、歩行障害、脱力、悪心、嘔吐 | 慢性硬膜下血腫 |
| 覚醒時出現、鈍痛、頭重感、頭位変換で増強 | 悪心、嘔吐、局所神経症状 | 脳腫瘍 |
| 前頭部、激痛 | 眼痛、視力障害、散瞳、結膜充血 | 急性緑内障 |
| 反復性、片側性、激痛、拍動性、若年の女性に多い、数秒～半日持続 | 嘔気、嘔吐、閃輝暗点、自律神経症状 | 偏頭痛 |
| 反復性、片側性、激痛、拍動性、20～30代男性に多い、1日30～90分持続 | 頭痛と同側性の涙流、鼻汁、ホルネル症候群、飲酒などで誘発 | 群発頭痛 |
| 前頭部、刺激痛 | 神経支配に一致した感覚・知覚障害 | 三叉神経痛 |
| 持続性、前頭部、圧迫性絞扼性 | 鼻閉感、鼻汁の有無 | 副鼻腔炎 |
| 頭全体、拍動性 | 皮膚血管拡張、鮮紅色肌 | 一酸化炭素中毒 |

（原典：鷲尾和. Q38. 事例に学ぶ緊急時の初期対応Q&A. 川原千香子編. 東京, 総合医学社. 2010, 89. ）

# 頭痛患者のみかた ✕

| 経過 | 患者 | ナース |
|---|---|---|

**搬入前 10分**

### 症例提示

**年齢・性別** 50代・男性

**既往歴** 高血圧

**現病歴** 仕事中、急に頭痛を訴え、突然倒れ込んでしまった。5分程度の意識消失あり。しばらくして応答は可能となり、救急搬送。来院時は「頭が痛い……」との発言があった。

## わん！POINT ❶

### 搬送依頼から病変を臨床推論

救急隊からの搬送依頼時、突然の頭痛、意識消失もあったことから、脳出血などの頭蓋内病変を考慮できる。

---

【搬送直後】

**第一印象**

Ａ 会話可能

Ｂ 呼吸は少し浅いが、徐呼吸・頻呼吸なし

Ｃ 橈骨動脈触知可能で脈圧の緊張は強い　顔色不良　皮膚の冷感・冷汗なし　徐脈・頻脈・不整脈なし　外出血なし

Ｄ 閉眼して苦悶表情であるが、声かけにてコミュニケーション可能

【バイタルサイン】

**血圧** 167/100mmHg

**脈拍** 70回/min

**呼吸数** 20回/min

**SpO₂** 99%　**体温** 36.2℃　**JCS** Ⅱ-10

【身体所見】

**瞳孔** 3.5mm/3.5mm

**対光反射** ＋/＋

**NRS** 4/10

**神経学的所見** 顔面・四肢に麻痺、感覚障害認めない（「突然、頭が痛くなって。そのときほどではないが、頭が痛い。少し気分が悪いです。こんな痛みは生まれて初めてです」）

## わん！POINT ❷

### 緊急度判定を行う

第一印象・バイタルサインより、閉眼して苦悶表情であるが、Ｄの異常を認める。患者は突然の頭痛であったと発言しており、二次性頭痛のなかでも緊急性が高い疾患を示唆する。また、Ｄの急激な悪化により呼吸・循環の異常を来す可能性があるため、準備をしておくことが必要である。

## わん！POINT ❸

### 吸引、酸素、急変時の気道確保に備えた気管挿管や人工呼吸器の準備を行う

「頭が痛い」などの発語があり呼吸数は正常であるが、今後さらに意識障害が進行した場合、舌根沈下、嘔吐物での窒息、誤嚥などによる呼吸状態の悪化が考えられる。頭蓋内圧が亢進することで、呼吸中枢である脳幹が圧迫され、呼吸停止を引き起こす可能性があるため、急変に対応できるように救急カートと人工呼吸器の準備が必要となってくる。

### 速やかな薬剤投与の準備

高血圧緊急症による血圧上昇の場合は、降圧薬などの薬剤投与が必要となる。血液検査を行う際に、末梢血管路を確保し、薬剤投与を行えるように備えておく。

---

**搬入後 15分**

### 診断

頭部CTを撮影し、クモ膜下出血と診断された（図2）。血管拡張薬を使用し降圧を行い、疼痛に対して鎮痛薬を使用。

## わん！POINT ❹

### 光・音などの外部からの刺激や侵襲的な処置は避け、安静を保持できる環境づくりを

クモ膜下出血では、発症後に一時的に血餅により止血されることで、意識の回復が認められることがある。しかし、血圧上昇により再出血を来すことで予後不良に至るため、薬剤使用と環境への配慮が必要。

# 救急ナースの動きかたチャート ①

## 緊急対応が可能かどうかの報告を

救急隊の搬送依頼から頭蓋内病変が疑われる際、ナースには、外科的な脳動脈瘤頸部クリッピング術の緊急対応（手術室、麻酔科医、脳神経外科医）が可能か、また内科的な、保存的もしくは開頭を要しない血管内手術の緊急対応（アンギオ室、X線技師）が可能かを添えて報告してほしい。

クモ膜下出血を疑った場合、検査の第一選択はCTとなるため、検査室との早期の調整が必要となる。

また、重症度も高いので、ICU、SCU、HCUなど、ハイケアユニットの空床状況の確認が必要。

## 急変も考慮した対応が必要！

突然発症する今までにない頭痛が、クモ膜下出血の典型的症状である。

脳動脈瘤破裂によるクモ膜下出血の治療のポイントは、再破裂の防止である。再出血は発症24時間以内に多く発生し、特に6時間以内の発症早期に多い。

クモ膜下出血の意識障害では、脳を栄養すべき血流が出血へと流れてしまうことにより、一過性の脳虚血を起こす。意識消失はごく短時間のものが多く、出血源が止血できていれば意識が回復することが特徴である。

重症であれば重度の意識障害や心肺停止に陥ることもあり、一刻を争う対応が必要とされる。

## 厳重な血圧管理で再破裂のリスクを軽減

頭蓋内圧亢進により脳血流は低下し、交感神経の興奮によりカテコラミンが分泌されることで血圧の上昇をさらに助長するため、厳重な血圧管理にて再出血のリスクを軽減させることが重要である。

クモ膜下出血とは？
クモ膜（図1）は、脳を保護する3層の膜（外側から硬膜、クモ膜、軟膜）の一つで、クモ膜下には脳の栄養血管である動脈が走っており、脳脊髄液が循環している。このクモ膜と脳との空間で血管が切れると、クモ膜下出血が起こるワン！

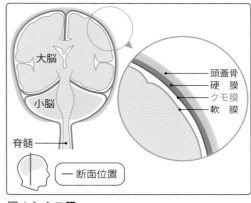

大脳
小脳
脊髄
頭蓋骨
硬　膜
クモ膜
軟　膜
― 断面位置

図1 ▶ クモ膜

クモ膜下出血の病態とは？
脳動脈瘤の大部分は先天性のものであり、脳血管分岐部に発生し、Willis動脈輪前半部の血管分岐部に好発するワン！

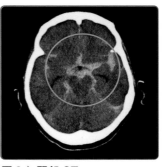

図2 ▶ 頭部CT

クモ膜下腔は脳脊髄液で満たされ、脳や脊髄を覆っており、通常はCT画像で低吸収となる。画像では、クモ膜下腔に血液が流入し、鞍上部周囲にヒトデ型の高吸収域が見られる。

# 頭痛患者のみかた ×

| 経過 | 患者 | ナース |
|------|------|--------|

**搬入後 25分**

## バイタルサイン

血圧 134/72mmHg
心拍数 70 回 /min
呼吸数 14 回 /min
SpO₂ 99%
JCS Ⅱ-10
瞳孔 3.5mm/3.5mm
対光反射 ＋/＋
NRS 1/10

穏やかな表情になり、嘔気・嘔吐
はみられない

### わん!POINT ⑤

### 体位は頭部挙上位 15～30° とし
### 脳血流量を減少させる

来院直後は、頭蓋内圧亢進に伴う脳幹反射（除脳・除皮質肢位を認めない）が保たれており、瞳孔散大・不同が現れていないことから、軽度の頭蓋内圧亢進であったといえる。脳灌流圧の減少を目的とする体位管理として頭部挙上位 15～30° と輸液管理が必要である。

**搬入後 60分**

## 家族への病状説明

妻と娘の 3 人暮らし。
クモ膜下出血により意識障害を呈しており、血管内手術により治療を行うことを説明する。

### わん!POINT ⑥

### 早期に患者・家族の精神的サポートを
### 行うことで過剰なストレスを軽減

患者が生命を脅かされることで、その家族も危機的状態となる。そのため、家族が必要としている情報を提供することが必要である。また、家族のサポート体制を確認し、現状を受け入れ対処機制がとれるように支援していく。

**入院**

クモ膜下出血の治療法は？
「破裂脳動脈瘤では再出血予防が極めて重要であり、予防処置として開頭による外科的治療あるいは開頭を要しない血管内治療を行うように勧められている」と「脳卒中治療ガイドライン 2021」[3] に記されている。また個々の症例により治療方法選は選択されるが、発症後 6 時間以内の再出血する可能性が高いとされている。そのため、救急現場での迅速な診断と再出血予防に努め、専門医による治療へつなぐことが必要となるワン！

# 救急ナースの動きかたチャート ②

### 継続観察とマンパワーの確保を
患者の継続的な観察を共有し、迅速かつ安全な治療を行えるように人手を集め対応することが望ましい。

クモ膜下出血の原因[2] は、
①脳動脈瘤の破裂
　（70〜80%）
②脳動静脈奇形（10%）
③もやもや病
④解離性動脈瘤
⑤原因不明（10〜20%）

### 早期から家族のサポートを
患者の検査・治療開始とともに早期より患者家族からの情報収集や家族のサポートを行うことで、安全に速やかな治療が提供できる。

クモ膜下出血の予後予測と治療方針の決定には、重症度評価が重要となる。重症度評価の方法としてHunt and Kosnik重症度分類（表3）が用いられるワン！

表3 ▶ Hunt and Kosnik 重症度分類

| | |
|---|---|
| Ⅰ | 無症状か最小限の頭痛および軽度の項部硬直をみる |
| Ⅰa | 急性の髄膜または脳症状をみないが、固定した神経学的失調のあるもの |
| Ⅱ | 中等度から重篤な頭痛、項部硬直をみるが、脳神経麻痺以外の神経学的失調はみない |
| Ⅲ | 傾眠状態、錯乱状態、または軽度の巣症状を示すもの |
| Ⅳ | 昏迷状態で、中等度から重篤な片麻痺があり、早期除脳硬直および自律神経障害を伴うこともある |
| Ⅴ | 深昏睡状態で除脳硬直を示し、瀕死の様相を示すもの |

# 看護のPOINT

チャート内の
わん！POINTを
解説するワン

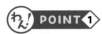

## キーワードから疾患を想定し準備を行う

　頭痛が主訴であることから、考えられる発生原因をリストアップすると、クモ膜下出血、脳出血、脳梗塞、髄膜炎、脳症、急性硬膜外血腫、慢性硬膜下血腫、脳腫瘍、急性緑内障、片頭痛、三叉神経痛、副鼻腔炎、一酸化炭素中毒などが挙げられる。救急隊からの搬送依頼時に、突然の頭痛、意識消失もあったことから、脳出血などの頭蓋内病変を考慮できる。これらのことから、「突然の頭痛」をキーワードにクモ膜下出血を疑い、受け入れ準備を行っておくことが必要である。

　クモ膜下出血の場合、専門医による迅速な判断を必要とするため、脳外科医師に連絡しておく。また、診断には頭部CT検査が第一選択されるため、放射線科へも事前に連絡しておくことで、検査をスムーズに行える。

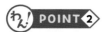

## 緊急度判定を行う

　看護師が必要な情報を意図的に聴取する「問診」は、重要なポイントであるといえる。「OPQRSTT」（表4）や「LQQTSFA」（表5）など、問診ツールを活用することにより危険な徴候の見逃しを防ぐ。また、オンセット（発症）が突発的である場合、緊急度の高い疾患であると判断できる。

　本症例では「突然の頭痛」と訴えている

が、「荷物を持とうとしたとき」「庭掃除をしているとき」など、頭痛があったときの状況をはっきりと訴えられる場合は危険な頭痛として対応する。また、画像診断を行っても疾患の特定が困難な場合は、問診内容や症状などが疾患の裏付けとなり、早期治療を行えることもある。危険な頭痛は意識障害を併発していることが多く、「AIUEOTIPS（アイウエオチップス）」（表6）を用いて原因を鑑別することも忘れてはいけない。

## 呼吸循環状態の悪化に注意！

　発語があり呼吸状態は正常であるが、病状は進行している。意識状態が悪化することで、嘔吐による窒息や舌根沈下により気道閉塞を引き起こす。いびき音やストライダーを聴診すれば、直ちに気道確保を行う。また、呼吸のリズム異常（チェーンストークス呼吸、ビオー呼吸など）による低換気や、頭蓋内圧亢進により脳幹が圧迫されて起こる呼吸停止は、人工呼吸器管理の適応となるため、準備を整えておく。

　循環では、高血圧によるクモ膜下出血の再出血を引き起こすことが問題となるため、血圧管理が重要である。クモ膜下出血では、頭蓋圧亢進により脳血管が圧迫され、脳血流が減少する。そのため、脳血流量を増加させようとして血圧を上昇させ、高血圧となる。クモ膜下出血の再出血は発症6時間以内が多いとされ、再出血が生じると致命的となる。血

**表4 ▶ OPQRSTT**

| O | Onset | 発症 |
|---|-------|------|
| P | Provoking and Palliating factor | 悪化・緩和因子 |
| Q | Quality/Quantity | 症状と性質・程度 |
| R | Region and Radiation | 位置と放散 |
| S | Severity | 症状の強さ |
| T | Time | 時間経過 |
| T | Treatment | 内服の有無と時間、内服の効果の有無 |

**表5 ▶ LQQTSFA**

| L | Location | 部位 |
|---|----------|------|
| Q | Quality | 性状 |
| Q | Quantity | 程度 |
| T | Timing | オンセットと経過 |
| S | Setting | 発症の状況 |
| F | Factors | 寛解因子・増悪因子 |
| A | Associated Symptoms | 随伴症状 |

**表6 ▶ AIUEOTIPS**

| A | Alcohol | 急性アルコール中毒 |
|---|---------|------|
| I | Insulin | 糖尿病性昏睡 |
| U | Uremia | 尿毒症 |
| E | Encephalopathy Electrolytes Endocrinology | 脳症 Na、Ca の異常 内分泌疾患 |
| O | Oxygen Overdose | 低酸素血症・一酸化炭素中毒 薬物中毒 |
| T | Trauma Temperature | 頭部外傷 低体温、高体温（熱中症） |
| I | Infection | 感染症 |
| P | Psychiatric Poisoning | 精神疾患 中毒 |
| S | Stroke/SAH<br><br>Syncope Shock | 脳卒中（脳出血・脳梗塞）<br>クモ膜下出血<br>失神<br>ショック |

圧を経時的（最低でも5分間隔）に測定し、血圧上昇を早期に察知する必要がある。

　搬入時に呼吸・循環が正常であっても、病気は進行している。急変に備えて、観察を続けることが重要である。

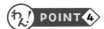 **POINT 4**

## 刺激を避ける環境づくり

　クモ膜下出血では、発症後に一時的に血餅（フィブリン）により止血されることで、意識の回復が認められることがある。しかし、血圧上昇により再出血が生じることで予後不良に至るため、薬剤による血圧管理を行い、刺激となる侵襲的な処置は避ける必要がある。

　侵襲的処置として、吸引や尿道留置カテーテル挿入などがあり、神経学的所見の観察による瞳孔の確認も刺激となるため、頻回に観察することは避けるべきである。医師や臨床検査技師と看護師が情報を共有して必要最低限の観察を行い、患者の異常の早期発見に努

めなければいけない。そのほか、光や騒音などの刺激によっても血圧が上昇する可能性があるため、可能ならば部屋の明かりを暗く保ち、音なども極力出さない環境づくりをすることも必要である。バイタルサインおよび症状を観察し、医師とともに降圧薬の投与にて血圧管理を行う。

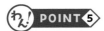

## 脳ヘルニアの予防

　頭蓋内病変や脳浮腫により頭蓋内圧が上昇すると、血圧の上昇・徐脈・瞳孔不同といったクッシング現象が出現し、最悪の場合は脳ヘルニアを起こし死に至る。これを予防するために、降圧薬や高浸透圧利尿薬の投与を行い、頭蓋内圧亢進を予防している。また、ヘッドアップを15〜30°にすることで、脳からの血流が心臓へと還りやすく、脳血流量を減少させることができる。

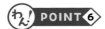

## 家族への対応

　救急搬送される患者は治療が優先されるた

め、家族は処置が落ち着くまで待合で待たされる。待ち時間が長ければ長いほど不安が大きくなるため、家族への声かけはできるだけ早く行い、家族の心理状態を把握し家族看護につなげていく。病状説明の際は、家族の理解度を確認し、補足説明を行ったり、家族がほしい情報を提供する。また、治療や処置により治るのかなどの保証に対しての欲求もあるため、今後の治療の流れや予測される状態の変化も把握しておくことが必要である。

●引用・参考文献
1）芝田里花編著. "頭痛". ナビトレ病棟で絶対に見落としてはいけない危険な症状17：「何か変?」に気づけるフローチャートと見極めポイント. 大阪, メディカ出版, 2012, 47.
2）日本救急医学会監修. 標準救急医学. 第5版, 東京, 医学書院, 2009.
3）日本脳卒中学会脳卒中ガイドライン委員会. 脳卒中治療ガイドライン2021. 第1版. 東京, 協和企画, 2021.
4）日本救急看護学会トリアージ委員会編. "頭痛". トリアージナースガイドブック2020. 東京, へるす出版, 2019, 84-8.
5）林寛之編著. "頭痛". Dr.林のワクワク救急トリアージ：臨床推論の1st step! 大阪, メディカ出版, 2014, 93-100.
6）末永一祝. 頭痛. 看護技術. 60（12）, 2015, 54-60.

（徳永愛実・稲村あづさ）

# MEMO

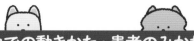

# ❸ 胸痛

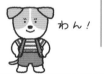

わん！

## はやわかり！患者のみかた・救急ナースの動きかた

### 胸痛患者への対応のポイント

• 胸痛では、生命の危機につながる徴候（ショック）がないかを速やかに判断する。

• 胸痛を来す疾患にはさまざまなものがあるが（表1）、その中でも、急性冠症候群（acute coronary syndrome；ACS）、急性大動脈解離、肺血栓塞栓症、緊張性気胸は命に関わる緊急性が高い疾患である。

• 胸痛を訴える患者に対し、看護師は早期に観察、アセスメントを行い、致死的疾患を鑑別することが重要であり、治療や処置に対して迅速な対応が求められる。

### 初期評価

胸痛を主訴とする患者が来院したら、バイ

表1 ▶ **胸痛を来す疾患（赤字は致死的疾患）**

| 心血管系 | 急性冠症候群、急性心不全、不整脈 急性心膜炎、急性大動脈解離 |
|---|---|
| 呼吸器系 | 肺血栓塞栓症、気胸（緊張性気胸） 胸膜炎、肺炎、肺がん |
| 消化器系 | 胃・十二指腸潰瘍、穿孔 逆流性食道炎、特発性食道破裂 胆石症、胆囊炎、膵炎 |
| 神経・筋・ 骨格系 | 肋間神経痛、肋骨骨折、筋肉痛 帯状疱疹、乳腺炎 |
| その他 | 過換気症候群、心臓神経症 |

タルサインの測定、全身状態の観察を行い、緊急度・重症度を判断する。同時に心電図モニターを装着し、胸痛を来す致死的疾患の特徴（表2）を念頭に置いてフィジカルアセスメントを行う（図1）。ショックを認めた場合は、酸素投与、末梢静脈路確保を行い、呼吸、循環を安定させ、急変に備えて救急カートや除細動器を準備しておく。

### 処置・検査・治療への対応

胸痛の原因となる疾患を鑑別するための検査として、12誘導心電図、血液検査、動脈血ガス分析、心エコー、胸部X線、CT検査などが行われる。胸痛の原因疾患が診断されると、疾患に対する治療が開始されるが、対応が遅れると死に至る場合もある。そのため、胸痛の特徴を正確につかみ、検査の優先順位を判断して迅速な診断、治療につなげる必要がある。

### 不安や緊張の緩和

胸痛が出現した患者は同時に不安を抱くことが多く、痛みが強ければ強いほど死への恐怖感が増大する。胸痛の持続は交感神経の亢進により血圧の上昇や心拍数を増加させ、心

筋の酸素消費量を増加させるため、できるだけ早く疼痛緩和を行う。また、不安や緊張を緩和するように努め、安静保持の必要性を説明する必要がある。

表2 ▶ 胸痛を来す致死的疾患の特徴

| 疾患 | 胸痛の特徴 | 随伴症状・身体所見 | 危険因子 | 検査所見・治療 |
|---|---|---|---|---|
| 急性冠症候群 | 前胸部、胸骨後部の締めつけられるような痛み 下顎、頸部、左肩ないし両肩、左腕、心窩部への放散 | 末梢冷感、冷汗 心雑音 湿性ラ音 | 年齢、男性、喫煙、脂質異常、糖尿病、高血圧、家族歴 ※3つ以上の該当で可能性が高くなる | 12誘導心電図：ST変化 採血：心筋マーカー上昇 胸部X線：心肥大、肺うっ血 心エコー：局所壁運動異常 PCI（経皮的冠動脈インターベンション）、血栓溶解療法、CABG（冠動脈バイパス） |
| 急性大動脈解離 | 突然の引き裂かれるような激烈な胸背部痛 移動する痛み | 血圧の左右差 20mmHg以上 一過性の意識消失 | 高血圧 | 胸部X線：縦隔陰影拡大 造影CT：解離腔の存在 降圧療法、人工血管置換術 |
| 肺血栓塞栓症 | 突然の胸痛 呼吸困難 | $SpO_2$低下、チアノーゼ 下肢の腫脹・疼痛・色調変化 | 長期臥床・手術後の離床 深部静脈血栓症・悪性腫瘍などの既往 | 造影CT：肺動脈内の血栓、深部静脈血栓の検出 採血：Dダイマー上昇 抗凝固療法、血栓溶解療法 |
| 緊張性気胸 | 呼吸困難を主訴とした片側の胸痛 | 呼吸音左右差 患側の呼吸音減弱 皮下気腫 頸静脈の怒張 | 外傷、気胸の既往 | 胸部X線：患側肺の虚脱 縦隔・気管の健側への偏位 脱気胸腔、ドレナージ |

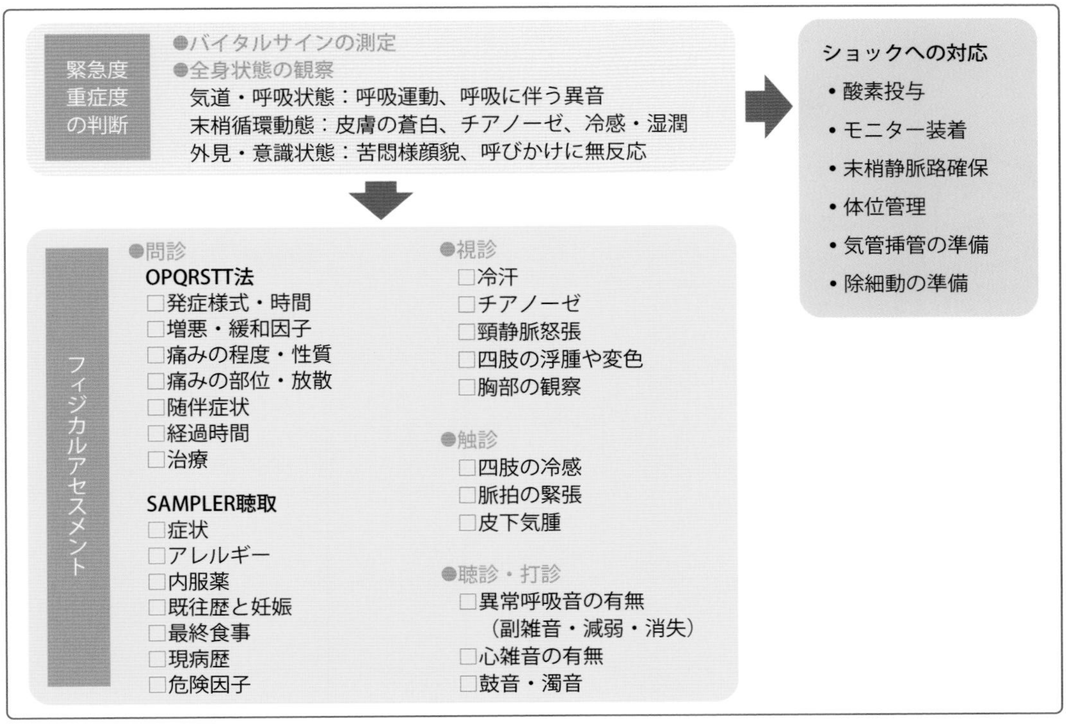

図1 ▶ 胸痛患者のアセスメントの流れ

# 胸痛患者のみかた ×

| 経過 | 患者 | ナース  |
|---|---|---|

## 搬入時 0分

### 症例提示

**年齢・性別** 76歳・男性

**既往歴** 肺気腫

**現病歴** 3日ほど前から左胸痛を認めていた。午前2時に胸痛出現。手持ちの坐薬を入れて新聞配達の仕事に行ったが改善せず午前6時30分に我慢できなくなり救急要請する。

**救急隊観察所見** 心窩部痛あり、背部・首への放散痛あり、痛みの移動なし、痛み10/10、苦悶様顔貌あり。意識清明、呼吸数23回/min、SpO₂ 100%（酸素4Lマスク）、脈拍数55回/min（不整なし）、血圧：右174/94mmHg・左164/85mmHg、体温35.8℃。

### 疾患の予測と搬入準備

救急隊の情報をもとに、急性冠症候群や急性大動脈解離、肺血栓塞栓症、緊張性気胸などの致死的疾患から腹部疾患など鑑別が必要な疾患を予測しておく。救急車が到着したら、救命処置室への搬入までに、患者の第一印象から気道・呼吸・循環・外見の大まかな評価を行い、緊急度を評価する。

搬入後は、バイタルサインを測定し、末梢静脈路確保、採血、12誘導心電図、心エコー、胸部X線・CTが実施できるように準備し、循環器医師やCCU、検査部門などの関連部署へも連絡しておく。

### わん！POINT 1

**心・血管疾患の可能性を念頭に**

来院時の第一印象やバイタルサインからショックの徴候は認めないが、胸・背部痛を強く訴えており、心・血管疾患の可能性を念頭に置いて対応する。

## 搬入後 5分

- ストレッチャーへ移動
- 心電図、SpO₂モニター、自動血圧計を装着
- バイタルサイン測定
- 12誘導心電図の記録と評価（図2）

### わん！POINT 2

**ST上昇型心筋梗塞を考慮**

12誘導心電図にてⅡ、Ⅲ、aVFにST上昇を認めており、ST上昇型心筋梗塞（下壁梗塞）の可能性が高い（表3）。

発症12時間以内のST上昇型心筋梗塞患者に対し、できる限り迅速にprimary PCI（ステント留置を含む）を行うことが推奨[1]されており、循環器看護師と連携し、心臓カテーテル室の準備も開始する。

> 下壁梗塞では、右側胸部誘導心電図を記録し右室梗塞の合併の有無を診断するワン！

## 搬入後 10分

左前腕より20Gで末梢静脈路を確保し、血液検査（血算、生化学、トロポニンT・I、CK、CK-MB、CRP、BNP）を実施（表4）。乳酸リンゲル液投与を開始。

# 救急ナースの動きかたチャート ①

 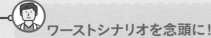
## ワーストシナリオを念頭に！

胸痛は、原則として緊急性が高い。
先入観を持たないでワーストシナリオを念頭に置き、緊急性が高い病態を見逃さないようにすることが重要である。
救急隊の情報からアセスメントを行い、考えられる疾患を予測して、必要な検査や処置ができるように準備をしておこう。

搬入前にチームビルディングをしておくと、搬入後の動きがスムーズだワン！

患者が到着したらバイタルサインが安定していることを確認し、鑑別診断や重症度の評価を行うために、検査を進める。

## 少しでも急性冠症候群を疑えば心電図モニター装着と来院 10 分以内に 12 誘導心電図！

少しでも急性冠症候群を疑った場合は致死性不整脈が出現する可能性を考え、すぐに心電図モニターを装着し、来院 10 分以内に 12 誘導心電図をとろう。

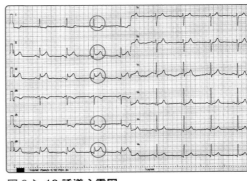

**図 2 ▶ 12 誘導心電図**
Ⅱ、Ⅲ、aVF 誘導にて ST 上昇が見られ（○）、その対側性変化としてⅠ、aVL 誘導にて ST 低下が見られた（○）。

### 表 3 ▶ 冠状動脈の閉塞の部位と心電図変化の関係

| 梗塞部位 | Ⅰ | Ⅱ | Ⅲ | aVR | aVL | aVF | V₁ | V₂ | V₃ | V₄ | V₅ | V₆ | 主な閉塞枝 |
|---|---|---|---|---|---|---|---|---|---|---|---|---|---|
| 前壁中隔 | | | | | | | ○ | ○ | ○ | ○ | | | 左前下行枝 |
| 広範前壁 | ○ | | | | ○ | | ○ | ○ | ○ | ○ | ○ | ○ | 左前下行枝 |
| 側壁 | ○ | | | | ○ | | | | | | ○ | ○ | 左前下行枝・左回旋枝 |
| 高位側壁 | ○ | | | | ○ | | | | | | | | 左前下行枝・左回旋枝 |
| 下壁 | | ○ | ○ | | | ○ | | | | | | | 右冠動脈 |
| 純後壁 | | | | | | | ※ | ※ | | | | | 左回旋枝・右冠動脈 |

○：異常 Q 波、ST 上昇　　※：R 波増高

## 血液検査の結果から考えられること・行うこと

血液検査では、急性心筋梗塞に伴う心筋バイオマーカー（CK、CK-MB、トロポニンT・I など）の上昇、肺血栓塞栓症や急性大動脈解離に伴う D ダイマーの上昇、膵炎の可能性も考えアミラーゼ、リパーゼの上昇を確認する。

末梢静脈路確保は左手で！ PCI では、右手からアプローチすることが多いワン！

#  胸痛患者のみかた ✕

| 経過 | 患者 | ナース  |

## 搬入後 20分

**家族歴** なし
**職業歴** 新聞配達
**冠危険因子** なし
**既往歴** 冠動脈・脳血管疾患、出血性疾患の既往なし
**アレルギー** なし
**聴診所見**
心音：Ⅲ音の聴取なし
呼吸音：左右差なし、湿性ラ音なし

### わん！POINT ❸

**病歴聴取**

病歴は診断や治療に極めて重要な情報である。急性心筋梗塞が疑われる場合は、発症時刻や既往歴、アレルギーなどの病歴聴取も重要である。
会話は酸素消費量の増加につながるため、患者が簡単に答えられるように質問する。

問診は、OPQRSTT法やSAMPLERに沿って行うと、効率よく必要な情報を確認することができるワン！

### 身体的・精神的な苦痛緩和

患者は、胸痛による身体的な苦痛がある上に検査や処置が多く、不安や恐怖が強いと予測された。
また、患者は一人暮らしで、姉が県外にいるが連絡がつかず、本人への説明・同意にて検査や治療が進められることになった。
身体的な苦痛の緩和を図るとともに、常にそばにいて、声かけを行い、現在の状況、行われている処置について分かりやすく説明し、安心感を与え精神的な苦痛の緩和を図れるよう援助していく必要がある。

患者、家族への精神的援助もナースの重要な役割だワン

## 搬入後 30分

**胸部X線撮影（ポータブル）**
肺うっ血なし、CTR（心胸郭比）58%、縦隔の拡大軽度あり
**心エコー** 下壁運動異常あり、EF（左室駆出率）50%程度（正常値：男性64±5%、女性66±5%）
**胸～骨盤造影CT** 肺炎像なし、肺血栓なし、大動脈解離なし胆石あり、他に特記所見なし

## 診断

**ST上昇型心筋梗塞（下壁梗塞）と診断**
- バイアスピリン2錠内服
- 膀胱留置カテーテル挿入
- 剃毛
- 動脈触知の確認とマーキング
- カテ室へ搬入

 カテ室へ移動する道中もモニターを装着し、バイタルサインや心電図波形の変化に注意する。

# 救急ナースの動きかたチャート ②

## ドクター

**●検査データのアセスメント**

炎症マーカーである WBC と CRP、心筋マーカーである AST、LDH、CK-MB は基準値であるが、CK と高感度トロポニン I が上昇していることから心筋が障害を受けていることが分かり、心筋梗塞の診断につながる。また、BNP の上昇は心筋虚血に伴う左室拡張末期圧上昇によるものと考える。

D ダイマーは基準値であることから、肺血栓塞栓症や大動脈解離の可能性は低い。膵酵素であるアミラーゼ、リパーゼも基準値であり膵炎は否定的である。腎機能の指標である BUN、Cr は基準値であり、造影 CT や冠動脈造影の際の造影剤使用を判断するための重要なデータとなる。

表 4 ▶ 血液検査結果

| | | | |
|---|---|---|---|
| WBC | 7,700/μL | AST | 29IU/L |
| Hb | 13.9g/dL | ALT | 21IU/L |
| Plt | 22.5 万 /μL | LDH | 208IU/L |
| D ダイマー | 0.2μg/mL | CK | 221IU/L |
| BUN | 17.1mg/dL | CK-MB | 13IU/L |
| Cr | 0.86mg/dL | 高感度トロポニン I | 87.8pg/mL |
| ブドウ糖 | 135mg/dL | アミラーゼ | 105IU/L |
| 総コレステロール | 230mg/dL | リパーゼ | 36IU/L |
| Na | 141mEq/L | CRP | 0.28mg/dL |
| K | 4.9mEq/L | BNP | 70.1pg/mL |

### 検査結果の評価

胸部 X 線撮影で、肺うっ血、心拡大、縦隔拡大、気胸、肺炎の有無などを評価する（図 3）。

心エコーでは、局所壁運動異常による急性心筋梗塞の診断、左室機能、機械的合併症（心破裂、心室中隔穿孔、乳頭筋断裂）の診断や急性大動脈解離、肺血栓塞栓症との鑑別を行う。

急性大動脈解離、肺血栓塞栓症を疑えば胸腹部造影 CT を行う。

この患者は、背部痛の訴えが強いため造影 CT を行い、急性大動脈解離がないことを確認した。

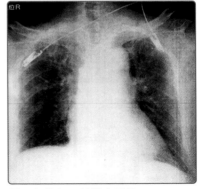

図 3 ▶ 胸部 X 線検査画像
CTR 58% で軽度の心拡大と縦隔の拡大を認める。肺うっ血、気胸、肺炎は認めない。

### わん! POINT ④

**ST上昇型心筋梗塞と診断されたら……**

心筋梗塞と診断されたら、初期治療としてモルヒネ、酸素、ニトログリセリン、アスピリンの投与が推奨される [1]。使用方法と禁忌注意事項を理解しておこう。

### わん! POINT ⑤

**再灌流は医療従事者（救急隊も含む）との接触から 90 分以内が目標！**

診断から病変部位のワイヤー通過までの時間は 60 分以内を目標とすべき [1] との報告もあり、このようなゴールデンタイムを共通認識として理解した上で予測性を持った対応ができるようになろう。

ドクターに治療方針を確認するときに、穿刺部位も確認しておくと処置がスムーズだワン！

# 看護のPOINT

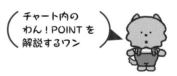

チャート内の
わん！POINTを
解説するワン

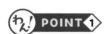

## 胸痛患者のアセスメント

　胸痛患者のアセスメントの目的は、緊急性が高い疾患を見逃さず、胸痛の原因を見極め、ケアにつなげることである。

　まず、第一印象でショックかそれに近い状態かを評価する。顔面蒼白、チアノーゼ、冷汗、末梢冷感・湿潤はショックの徴候と捉える。

　次に、バイタルサインを測定し、問診や、視診・触診・聴診でフィジカルアセスメントを行う。

　バイタルサインでは、測定値から正常か異常かの評価を行い、緊急度・重症度を判断すると同時に、患者の状態変化の観察や、行った処置やケアの評価を行う。また、上下肢の血圧の左右差を確認することは急性大動脈解離を疑う上で重要である。

　視診では、患者の呼吸数や胸郭の動き、表情、チアノーゼの有無、頸静脈の怒張、意識を観察する。頻呼吸やチアノーゼは、組織の酸素不足が考えられ、不穏は脳血流の低下に伴う症状と捉える。頸静脈の怒張は右心不全や心タンポナーデ、緊張性気胸で生じることが多い。

　触診では、内臓性の胸痛の場合は触診による痛みの増悪はないことが特徴である。皮下気腫を認めた場合は胸膜の損傷を考える。皮膚の冷感・湿潤は交感神経の亢進によるものであり、ショック状態と判断する。

　聴診では、呼吸音や心音を聴取する。呼吸音の左右差は、気胸や肺炎で出現し、副雑音は胸膜炎や気管支炎、肺炎、心不全に伴う肺水腫などで聴取する。

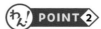

## 右室梗塞の診断と治療

　右室梗塞は下壁梗塞に合併して起こることが多いため、下壁梗塞が疑われる場合は、右側胸部誘導（図4）[2]も記録し、右室梗塞の合併の有無を診断する必要がある。右室を反映する右側胸部誘導、特に $V_{3R}$、$V_{4R}$ で 1mm（0.1mV）以上の ST 上昇を認めた場合は、右室梗塞と診断する。

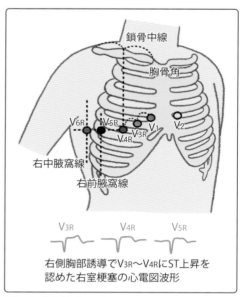

右側胸部誘導でV3R〜V4RにST上昇を
認めた右室梗塞の心電図波形

**図4 ▶右側胸部誘導心電図の取り方と右室梗塞の心電図波形**（文献2を参考に作成）
$V_1$ と $V_2$ はそのままで、その他の誘導を右側に変えたものが右側胸部誘導である。右側胸部誘導では $V_{3R}$、$V_{4R}$、$V_{5R}$、$V_{6R}$ と記録する。

**表5 ▶ 急性冠症候群（ACS）の初期治療**（文献1、2を参考に作成）

| | 項目 | 目的と適応 | 投与方法 | 禁忌と注意事項 |
|---|---|---|---|---|
| M | Morphine（塩酸モルヒネまたは他の鎮痛薬） | 胸痛の持続は心筋酸素消費量を増加させ、梗塞巣の拡大や不整脈を誘発させるため、鎮痛や鎮静を図る。硝酸薬の効果がなく、持続する疼痛に有効である。 | 塩酸モルヒネは2〜4mgを静脈内投与し、効果が不十分であれば5〜15分ごとに2〜8mgずつ追加する。 | 呼吸状態や血圧低下、嘔気など副作用の出現に注意する。 |
| O | Oxygen（酸素） | 低酸素血症（酸素飽和度90%未満）、心不全やショック徴候がある場合は、酸素投与を開始する。※ルーチンの酸素投与は推奨されない。 | 鼻カニューレまたはフェイスマスク2〜5L/minで開始する。 | 動脈血ガス分析、または$SpO_2$でモニタリングを行う。重篤な慢性閉塞性肺疾患の患者では$CO_2$ナルコーシスに注意する。 |
| N | Nitroglycerin（ニトログリセリン） | 末梢動静脈の拡張作用により、前・後負荷の減少と心筋酸素消費量の減少、さらに冠動脈の拡張により虚血心筋の血流改善の作用がある。 | 舌下またはスプレーの口腔内噴霧で、胸痛が消失するか血圧低下のため使用できなくなるまで、3〜5分ごとに計3回まで投与する。 | 収縮期血圧90mmHg未満、高度な徐脈（＜50回/min）、頻脈（＞100回/min）、右室梗塞の場合、ニトログリセリンで血管が拡張すると血圧が低下する。勃起不全治療薬服用後24時間以内の場合は血圧低下を助長するため使用を避ける。 |
| A | Aspirin（アスピリン） | 抗血小板薬として血栓形成の予防と冠動脈拡張を目的に、心筋梗塞が疑われる全患者を対象に、できるだけ発症早期（数分以内）に使用する。 | 162〜325mg（バイアスピリン®100mg2〜3錠など）を、クロピドグレルを併用してかみ砕いて服用する。 | アスピリンアレルギー、最近の消化管出血の既往、喘息のある患者には使用を避ける。アスピリンアレルギーがある場合には、チエノピリジン系薬剤で代用する。 |

右室梗塞では、左心系への血流が低下して容量不足になり心拍出量の低下を来すため、治療の基本は輸液による心拍出量の維持となる。輸液を行っても血行動態が改善しない場合は、カテコラミンの投与や大動脈内バルーンパンピング（intraaortic balloon pumping；IABP）などの補助循環を開始する。また、ニトログリセリンなどの血管拡張薬の投与は顕著な血圧低下を来すことがあり、原則として投与を避ける（表5）[1, 2]。

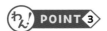

### 病歴聴取のポイント

胸痛で致死的疾患を鑑別するためには、年齢や性別、体格など患者の基本的な情報に加え、病歴聴取が非常に重要になる。

病歴聴取は、やみくもに聞くのではなく、系統的に聞くことで、漏れがなく短時間で効率よく情報収集することができる。緊急性が高い疾患を見逃さないためにはキーワードを聞き出すことがポイントとなる。

問診では、OPQRSTT法（表6）やSAMPLER聴取（表7）などの病歴聴取法を活用し、詳細な症状や生活歴、既往歴に加え、リスクファクター（表8）も念頭に置いて確認するとよい。

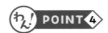

### 「MONA」の使用方法と禁忌

胸痛による過剰な体動や精神的興奮は不整脈を誘発したり、心負荷を増大させるので、発症早期には厳重な身体的・精神的安静が必

表 6 ▶ OPQRSTT 法

| | 項目 | 問診内容 | 症例の問診結果 |
|---|---|---|---|
| O | Onset<br>（発症時間・様式） | いつから痛くなったか？<br>突然？ 徐々に？ 発作的に？ | 午前 2 時に胸痛出現<br>午前 6 時 30 分に我慢できなくなった |
| P | Provokes<br>（緩和・増悪因子） | どんな時に良くなり、<br>どんな時に悪くなるのか？ | 変化なし |
| Q | Quality<br>（痛みの性質・程度） | どんな痛みか？（締めつけられる、重い感じなど）<br>人生最大の痛みを 10 にして、今どのくらいか？ | 重苦しい感じ<br>痛みは 10/10 |
| R | Radiation<br>（部位・放散） | どこが痛いか？ 他に痛いところはないか？<br>痛みの部位は移動していないか？ | 左胸の痛みで背部・首への放散痛あり<br>疼痛部位の移動なし |
| S | Symptom<br>（随伴症状） | 他に症状があるか？<br>（悪心・嘔吐、咳嗽、呼吸困難、発熱、動悸など） | なし |
| T | Time<br>（時間経過） | どのくらい続いているか？<br>以前にもあったか？ | 4 時間以上続いている<br>3 日ほど前から左胸痛を認めていた |
| T | Treatment<br>（治療） | 何か薬を使ったか？<br>治療したか？ 効果があったか？ | 手持ちの坐薬を入れたが改善なし |

表 7 ▶ SAMPLER 聴取

| S | Symptoms | 症状 |
|---|---|---|
| A | Allergy | アレルギー |
| M | Medication | 内服薬 |
| P | Past medical history &<br>Pregnancy | 既往歴と妊娠 |
| L | Last meal | 最終食事 |
| E | Events | 経過 |
| R | Risk factor | 危険因子 |

表 8 ▶ リスクファクター

| 年齢と<br>性別 | 40 歳以下の女性は、動脈硬化の狭心症や<br>心筋梗塞の可能性が低い |
|---|---|
| 喫煙歴 | 動脈硬化が起こりやすいので、心血管系<br>の疾患を疑うことが必要 |
| 既往歴 | 高血圧のコントロールが不良の場合、大<br>動脈解離のリスクが高い<br>糖尿病は動脈硬化が起こりやすい |
| 発症前<br>の体位 | 長時間の安静臥床後の胸痛は、肺血栓塞<br>栓症を念頭に置く |
| その他 | 虚血性胸痛であっても、高齢者・女性・<br>糖尿病患者では痛みの部位を特定できな<br>いことが多く、痛みがないこともある |

要である。急性冠症候群の初期治療としてモルヒネ、酸素、ニトログリセリン、アスピリンの投与が推奨される。これらの頭文字をとって MONA（モナ）と呼ぶ。それぞれの特徴を理解して迅速、そして安全に使用することが重要である。

また、薬剤を使用したら使用時間を記録し、効果やバイタルサインの変動がないかを確認する必要がある。

使用方法と禁忌注意事項を表 5 に示す。

**わ! POINT 5**

## ST 上昇型心筋梗塞（STEMI）患者への対応

ST 上 昇 型 心 筋 梗 塞（ST elevation acute myocardial infarction：STEMI）に対して、再灌流療法を行うことの有用性が確立しており、いかに迅速に、かつ確実に合併症なく冠動脈の血流を回復させるかが治療のポイントである[1]。発症から再灌流までの総虚血時間をいかに短縮するかが重要であり、急性冠症候群

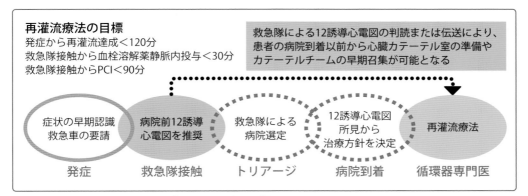

**再灌流療法の目標**
発症から再灌流達成＜120分
救急隊接触から血栓溶解薬静脈内投与＜30分
救急隊接触からPCI＜90分

救急隊による12誘導心電図の判読または伝送により、患者の病院到着以前から心臓カテーテル室の準備やカテーテルチームの早期召集が可能となる

| 症状の早期認識 救急車の要請 | 病院前12誘導心電図を推奨 | 救急隊による病院選定 | 12誘導心電図所見から治療方針を決定 | 再灌流療法 |
| --- | --- | --- | --- | --- |
| 発症 | 救急隊接触 | トリアージ | 病院到着 | 循環器専門医 |

**図5 ▶ STEMI 患者に対する再灌流までの時間目標**（文献1、3を参考に作成）

を疑わせる胸痛を有する患者が来院した場合は、来院後10分以内にバイタルサインのチェック、連続心電図モニターを行い、簡潔かつ的確な病歴聴取とともに12誘導心電図を記録し、臨床検査を行う。

また、プレホスピタルにおける病院前12誘導心電図の施行は、治療を受けるまでの時間短縮や適切な医療機関への搬送において利点があり、メディカルコントロールなどのシステムの構築も望まれる（**図5**）[1, 3]。

看護師は、早期再灌流の重要性を理解し、チームとして診療に関わる多職種と連携・協働して迅速な対応ができるようになることが求められる。

●引用・参考文献
1) 日本循環器学会ほか. 急性冠症候群ガイドライン（2018年改訂版）. https://www.j-circ.or.jp/old/guideline/pdf/JCS2018_kimura.pdf（2021年10月1日閲覧）
2) 苑田裕樹. "心筋梗塞". 救命救急ディジーズ：疾患の看護プラクティスがみえる. 山勢博彰ほか編. 東京, 学研メディカル秀潤社, 2015, 91-105.
3) 日本蘇生協議会監修. "第5章 急性冠症候群". JRC蘇生ガイドライン2020. 東京, 医学書院, 2020, 279-314.
4) 林寛之ほか. "胸痛". Dr. 林のワクワク救急トリアージ：臨床推論の1st step! 大阪, メディカ出版, 2014, 62-71.
5) 岡田興造ほか. 急性冠症候群. エマージェンシー・ケア. 25（8）, 2012, 728-37.
6) 中埜信太郎. 胸痛. エマージェンシー・ケア. 増刊（305）, 2011, 139-45.

（渡邉恵津子）

2章 救急での動きかた・患者のみかた〈実践〉❸胸痛

# MEMO

# ④ 呼吸困難

わん！

## はやわかり！ 患者のみかた・救急ナースの動きかた

### 呼吸困難とは

　呼吸困難とは「息苦しい」「呼吸が苦しい」など、呼吸を異常に不快に感じる自覚症状である。また呼吸困難は患者にとって不安の大きい症状であるため、呼吸しやすい体位の工夫とともに、精神的なケアを行うことも重要である。呼吸困難はさまざまな原因で起こり、いずれの場合も緊急な対応が迫られている状態である。

　自覚症状は個人差が大きいため病状に対応しつつ、まずはパルスオキシメーターにより$SpO_2$を測定し、バイタルサインや呼吸様式などを観察し、速やかに客観的データを収集する。その上で、初期アセスメントを行い、的確かつ迅速に判断し、先見性のある対応をとることが重要である。

### 呼吸困難の原因疾患の検索

#### 呼吸困難の原因疾患

　呼吸困難の原因疾患について、表1に示す。

表1 ▶呼吸困難の原因疾患

| 呼吸器疾患 | 心疾患 |
|---|---|
| ・気管支喘息<br>・COPD<br>・気胸（緊張性気胸）<br>・肺高血圧症<br>・肺炎<br>・胸水<br>・悪性腫瘍 | ・心不全（急性心不全・慢性心不全の増悪）<br>・急性冠症候群<br>・不整脈<br>・弁膜症<br>・心筋症<br>・心タンポナーデ |

| その他の疾患 |
|---|
| ・肺血栓塞栓症<br>・敗血症<br>・貧血<br>・外傷（血気胸・肺挫傷・フレイルチェスト）<br>・神経筋疾患（重症筋無力症・筋萎縮性側索硬化症・ギラン・バレー症候群）<br>・上気道閉塞（喉頭疾患、気道狭窄、気管軟化症）<br>・心因性（パニック障害・過換気症候群・うつ病）<br>・アナフィラキシーショック |

表2 ▶問診のポイント（SAMPLER+OPQRSTT）

| | SAMPLER |
|---|---|
| S | Sign&Symptom（主訴） |
| A | Allergy（アレルギー） |
| M | Medication（内服） |
| P | Past medical history（既往歴） |
| L | Last meal（最終食事） |
| E | Event（現病歴） |
| R | Risk factor（危険因子） |

＋

| | OPQRSTT |
|---|---|
| O | Onset（発症転機） |
| P | Palliative&Provoke（増悪・寛解） |
| Q | Quality&Quantity（性状・強さ） |
| R | Region／Radiation（部位/放散痛） |
| S | Symptom（随伴症状） |
| T | Time course（時系列） |
| T | Treatment（治療） |

## 初期評価と対応

### 🐻 フィジカルアセスメントと迅速な判断：第一印象と一次評価

　原因検索をする上で「呼吸困難」という症状から、肺だけに注目することは危険である。確定診断がついていない状況を踏まえ、急性症状を頼りにアセスメントを進める必要がある。急性症状の患者をみたら、生理学的徴候を評価し、緊急度を判断する。第一印象（視覚、聴覚、触覚）から数秒で呼吸、循環、意識、外見などを見極め、一次評価（ABCDEアプローチ〔後述〕）として気道、呼吸、循環、中枢神経について素早く評価し、介入する。

### 🐻 重点的アセスメント（原因検索）：二次評価

　二次評価では、詳細な病歴聴取、問診、身体診察を行い、生理学的徴候を再評価し、重点的アセスメントを行う。

　まずは、主訴を明確にし、緊急性の高い病態について仮説を立てる。その症状が、いつからか、どのような症状なのか、随伴症状や危険因子があるかなど、見逃してはならない致死的な疾患の有無を判断するためにも漏れなく迅速に病歴聴取を実施する。問診時には、「SAMPLER」や「OPQRSTT」などのポイントを意識する（表2）。

　このように、救急外来では臨床推論において仮説となる疾患を想起し、想起した疾患に関連する情報を系統的に収集した上で、仮説を検証し、看護上の問題を抽出する。

### 🐻 救急処置の準備・対応

　ABCDEに異常があれば、人（医師、看護師、放射線科など人員確保）、物（気道緊急、薬剤、検査などに必要な物品の準備）、場所（緊急度・重症度が高い患者の対応に必要な初療室など適切な処置室）について準備を進めるとともに、ABCDEが安定するように迅速に救急処置の対応を行う。

### 🐻 検査

　原因検索のために、①動脈血ガス、②血液、③胸部単純X線、④胸部CT、⑤12誘導心電図、⑥心エコーについて、速やかに検査を行えるように調整する。

## 呼吸困難のキーワード!!

　呼吸困難への対応において重要なキーワードを挙げる。

①呼吸困難を訴える場合は、必ずSpO₂を測定する

②100%酸素投与を行っても、SpO₂＜90%なら気管挿管の準備（慢性閉塞性肺疾患は

除く）を行う

③異物誤飲・窒息・吸気時喘鳴（stridor）

　　　▶上気道閉塞を疑う

④チアノーゼ▶緊急

⑤一文も話せない▶重症呼吸不全

⑥冷や汗や胸痛の合併がある▶急性心筋梗塞

⑦つばも飲み込めないくらい喉が痛い……

　　　▶急性喉頭蓋炎

⑧自宅で何度も吸入したがよくならない

　　　▶重症喘息

⑨唇が腫れぼったい・皮膚が真っ赤・アレルギーあり▶アナフィラキシー

⑩在宅酸素療法中で呼吸がいつもよりつらい

　　　▶慢性閉塞性肺疾患の増悪

⑪肺塞栓の危険因子があり、説明のつかない$SpO_2$低下▶肺塞栓

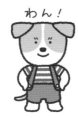
わん！

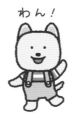
わん！

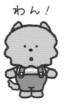
わん！

# 呼吸困難患者のみかた ✕

| 経過 | 患者 | ナース  |
|---|---|---|

**来院時 0分**

### 症例提示

| | |
|---|---|
| 年齢・性別 | 72 歳・女性 |
| 既往歴 | 慢性心不全（HOT〔在宅酸素療法〕導入中）、大動脈閉鎖不全、心房細動（永久ペースメーカー）、続発性甲状腺機能低下症、慢性腎不全 |
| 現病歴 | 夜中にトイレから戻り動悸と息苦しさを訴えた。 |
| 救急隊観察所見 | 傾眠、肩呼吸 |

### 疾患の想定と緊急度の判断

高齢の女性であり、在宅酸素療法を行っており、発症機序と既往歴から起こり得る状況は、急性心不全などが考えられる。努力呼吸をしており緊急度・重症度は高い状況と判断し、必要な準備を行う。

---

**来院後 5分**

意識は傾眠であるが呼名で開眼し、単語での返答はあり。呼吸困難と肩呼吸は継続している。

| | |
|---|---|
| 血圧 | 156/66mmHg |
| SpO$_2$ | 86%（2L カニューラ） |
| 心拍数 | 124 回/min |
| 呼吸数 | 32 回/min |

前胸部で喘鳴聴取

 **わん！POINT①**

### まずは呼吸困難の改善

努力呼吸や、心拍数と呼吸数の上昇、SpO$_2$ 86%（酸素投与カニューラ 2L）から、大動脈弁閉鎖不全に伴う左室拡張末期圧や左房圧の上昇による肺静脈のうっ血と、右房圧の上昇に伴う体循環のうっ血、それに心拍出量減少に伴う症状が重症化し呼吸困難の症状を起こしていると考えられる。まずは呼吸困難の改善と臓器うっ血、臓器低灌流の改善を目指し救命を図る。普段のバイタルサインの値の情報を得て比較することも重要となる。

---

**来院後 7分**

医師が病歴聴取を行っている途中で急激に意識レベルが低下し、あえぎ呼吸となった。

### 心停止に至る可能性も考慮し蘇生準備を行う

臓器の低灌流がさらに進行し突然の心停止に至ることも考慮し、蘇生の準備（人・物・場所）を確実に行う。

---

**来院後 8分**

あえぎ呼吸、顔面蒼白、意識レベル Ⅲ-300、SpO$_2$ 48% へ低下。

### ナースの役割分担と的確な判断・対応

ナース同士で役割分担（リーダーナースの決定、記録、準備物品の分担、診療の補助、家族対応など）を行いながら、迅速かつ的確に判断・対応する。

---

**来院後 10分**

静脈路確保と同時に血液検査（表3）、動脈血ガス分析（表4）を行う。

### 気道と呼吸の管理＋検査介助（速やかに原因検索を開始する）

気道と呼吸の安全な管理を行う。検査介助とともに、さらに優先する検査は何かを考える。検査結果を念頭に置きながら、アセスメントを行う。また、意識障害の原因として、高炭酸ガス血症からの CO$_2$ ナルコーシスも考えながら、鑑別診断を進めていく。

# 救急ナースの動きかたチャート①

## ドクター

### 疾患の想起と緊急度の判断

大動脈弁閉鎖不全症（AR）や心房細動（AF）があり、慢性心不全でHOT導入中の患者であり、現病歴からも心不全の急性増悪などを疑う。
傾眠・努力呼吸など緊急度は高く、急変のリスクが高い。人を集めたり、心電図やエコーの準備、放射線科への連絡をしておきたい。

来院前に主訴や年齢から予測し、準備することが大切だワン！

### 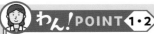 気管挿管を考慮 POINT 1・2

意識レベルも低く、努力呼吸の状態から、心不全であれば、NPPVで乗り切るのは難しく、酸素化の維持が困難であれば、気管挿管を考慮しなければならない。急変時の対応の確認を急ぎ、気管挿管の準備を並行して行いたい。

表3 ▶ 血液検査

| BUN | 38mg/dL | WBC | 11.4/μL |
|---|---|---|---|
| Cr | 1.67mg/dL | Hb | 13.1g/dL |
| eGFR | 23mL/min | Plt | 183万/μL |
| CK | 109IU/L | 好中球 | 33.7% |
| CK-MB | 14ng/mL | リンパ球 | 55.8% |
| Na | 141mEq/L | 単球 | 7.2% |
| K | 4.7mEq/L | PT INR | 1.60 |
| ブドウ糖 | 227mg/dL | APTT | 34.4秒 |
| CRP | 0.11mg/dL | トロポニンT | 0.041ng/mL |
| NT-proBNP | 1,683pg/mL | | |

血液検査の結果では腎臓機能の軽度の低下はみられるが、著明な炎症所見の上昇や緊急性のある心筋梗塞などを示唆するものもみられない。

###  気道確保

換気を開始し、気道確保を行う。呼吸苦だけでなく、意識レベル低下の原因も並行して考える。嘔吐による誤嚥に注意したい。

バイタルサイン、検査データ、既往歴、フィジカルアセスメントなどの情報を常に整理し、予測しながら対応するワン！

表4 ▶ 動脈血ガス分析

| pH | 6.996 | cHCO₃⁻（P）、C | 18.7mmol/L |
|---|---|---|---|
| PCO₂ | 78.3mmHg | GLU | 232mg/dL |
| PO₂ | 108.7mmHg | Lac | 9.99mmol/L |

※カニューラで2L酸素投与中

動脈血ガス分析の結果から、呼吸性アシドーシスの状態であり、ラクテートの上昇からも嫌気性代謝が進行しており、血糖値の上昇からは何らかの感染も想定される。緊急度・重症度が高い状況であり、呼吸性アシドーシスの治療は十分な換気ができるように、気管挿管も視野に入れ準備を行う。

###  意識障害の原因の鑑別

気道確保を行いつつ、採血や動脈血ガスを測定。二酸化炭素の貯留があり、意識障害の原因の鑑別に$CO_2$ナルコーシスも挙げられる。

# 呼吸困難患者のみかた ✕

| 経過 | 患者 | ナース  |

## 来院後 13分

10L 酸素投与と補助換気により酸素化は SpO₂ 99% まで改善した。しかし、自発呼吸は難しい状況で、補助呼吸を継続した。

### 呼吸状態の継続観察

自発呼吸は不可能であり、気管挿管と人工呼吸器による管理が必要となる。
補助呼吸で酸素化の維持が可能か、継続して観察を行う。

## 来院後 18分

鎮静下で気管挿管と人工呼吸器による管理となった。また、嘔吐による誤嚥を予防するために、胃管挿入を行った。
胸部単純 X 線（図 1）を実施。
気管挿管後は F₁O₂ 50% で酸素化は維持できている。

 わん！POINT ❸
### 気管挿管後の確認

気管挿管時の薬剤投与に伴うバイタルサインの変動に注意しながら、気管挿管後の確認事項を確実にチェックする。
処置に伴う苦痛を考慮し、持続投与のフェンタニルなどを準備する。持続薬剤の使用と陽圧換気が開始されることでバイタルサインと全身状態の観察を行う。

## 来院後 25分

| 血圧 | 101/46mmHg |
| SpO₂ | 96%（F₁O₂ 50%、PEEP 8） |
| 心拍数 | 68 回 /min |
| 呼吸数 | 12 回 /min |

胸部 CT を実施

### 気道・呼吸・循環の維持確認と検査準備

気道・呼吸・循環の維持を確認しながら、さらなる検査の必要性を医師に確認し、検査に向けた移動の準備を行う（他部門との調整）。

## 来院後 27分

気道・呼吸・循環は維持可能。
頭部単純 CT と胸部単純 CT（図 2）を実施。
12 誘導心電図を実施。
循環器医師による診察。
心エコー（表 5）の実施。

### 急性心不全の可能性を考慮し治療方針を再確認

採血・画像検査結果と既往歴、発症機序から急性心不全の可能性を考慮し、ドクターと治療方針の再確認を行う。他科へ併診の確認を行う。家族との面会調整を行う。救急 ICU との入院調整を行う。

## 診断

### 確定診断

急性非代償性心不全 NYHA クラス（Ⅳ）、CS1、Nohria 分類は cold & wet、大動脈弁狭窄症、CO₂ ナルコーシス、心房細動、永久ペースメーカー留置後

家族への病状説明の内容と理解度を確認する。
救急 ICU へ移動する準備を行う。確実なモニタリングを行う。人工呼吸器装着中のため、万一のチューブトラブル発生時の対応など、安全を考慮してバッグバルブマスクも携帯する。私物の管理（家族への確実な返却）を行う。

# 救急ナースの動きかたチャート②

## 気管挿管を実行

補助換気で、きちんと胸郭が上がっているか確認したい。酸素化は改善できているが、意識レベルが低いため、家族の受け入れを確認して、気管挿管を施行する。

緊急処置の後は
バイタルサインの変化に
注意するワン！

## 挿管時の鎮静薬の選択

血圧により、挿管時の鎮静薬を選択する。
挿管後は一時的に血圧が低下しやすいので、ナースには、必ず気管挿管の前後でバイタルサイン測定を行ってほしい。

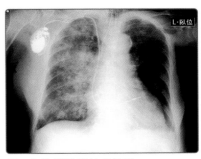

**図1▶胸部単純X線結果**
右肺野透過性低下

## 検査結果から心不全の増悪を想定

気管挿管によりバイタルサインも落ち着いた。挿管後は、動脈血ガスで呼吸状態の再確認を怠らないようにする。検査結果から、心不全の増悪が考えられる。

### 表5▶心エコー検査結果

- 大動脈弁狭窄症
- 大動脈弁口面積＝ 0.69cm$^2$
- 下大静脈径：11.7 × 10.7mm（呼吸変動なし）
- 右房：拡大なし
- 右室：壁運動やや低下、拡大あり
- 左房径：44.7mm、拡大あり
- 左室：左室拡張末期径38.0mm、左室収縮末期径30.9mm、駆出率40％、左室肥大あり、壁運動異常はっきりせず
- AS（＋）Vmax 2.7m/s、圧較差 22.9mmHg

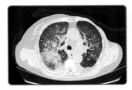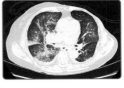

**図2▶胸部単純CT結果**
右肺優位にびまん性に浸潤影。すりガラス陰影あり。

## わん！POINT❹

### 家族への病状説明と方針の確認

治療介入しながら継続観察を行う。家族へ病状説明を行い、今後の方針を確認する。

緊急処置が落ち着いたら
確定診断とともに
治療方針の再確認を
行うワン！

# 看護のPOINT

チャート内の
わん！POINTを
解説するワン

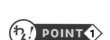

## 呼吸困難患者の初期対応

### 🐾 情報収集（観察）・分析・判断

　救急搬送の場合は救急隊から第一報が入るので、その情報をもとに人員、物品、場所について受け入れ準備を行う。物品は極力、抜けがないように、系統立てて準備を進める（ABCDEアプローチ〔表6〕の順で考える）。また、必要時は早めに他部門（放射線科、検査室、輸血室、手術室など）への調整を行う。

　患者に接触して最初の数秒間で第一印象（気道開通の有無、呼吸の異常、ショック症状、意識障害、外見の異常など）で生命の危機的状態にあるかどうかを観察する。引き続き、一次評価（ABCDEアプローチ）として生理学的徴候を観察する。つまり、バイタルサイン測定とともに、気道（Airway〔A〕）、呼吸（Breathing〔B〕）、循環（Circulation〔C〕）、中枢神経障害（Disability of central nervous system〔D〕）の有無、脱衣と外表・体温(Exposure and Environmental control〔E〕)などを観察する。一次評価で異常を来している場合は緊急度が高いと判断し、気道、呼吸、循環の安定化を図りながら二次評価を進めていく。

　症例の患者は、気道は開通しているが、呼吸回数の上昇がみられ、酸素化も悪く、会話も単語のみ可能な状況であり、肩呼吸（努力呼吸）が継続している。努力呼吸は呼吸困難の徴候の一つで、低酸素血症、高炭酸ガス血症、アシドーシス、重症呼吸器疾患などでみられるため、呼吸（B）に異常がある状態である。高濃度酸素投与で酸素化の改善がなければ、気管挿管と人工呼吸管理になる可能性がある。また、意識レベルも傾眠であり、普段は日常生活も自立しているため明らかに意

**表6 ▶一次評価（ABCDEアプローチ）における観察項目**

| A | Airway（気道） | ・気道閉塞（発声の有無、シーソー呼吸、陥没呼吸、高調性の連続性副雑音〔stridor〕） |
|---|---|---|
| B | Breathing（呼吸） | ・呼吸数<br>・異常呼吸、努力呼吸<br>・気管の偏位、頸静脈怒張、呼吸音、$SpO_2$ |
| C | Circulation（循環） | ・血圧、心拍数<br>・四肢の冷感、冷汗、蒼白<br>・橈骨動脈の触知の程度 |
| D | Disability of central nervous system (CNS)（中枢神経障害） | ・意識レベル：JCS・GCS<br>・瞳孔所見：瞳孔の左右差、対光反射、共同偏視<br>・麻痺：四肢の感覚、動き、痺れ |
| E | Exposure and Environmental control（脱衣と外表・体温） | ・低体温、高体温、外観 |

識（D）も異常と考えられる。そのため、症例の患者は緊急度・重症度が高い状況と判断され、看護師にとっては的確で迅速な判断と対応が重要となった。

情報からアセスメントを行い、人員確保、気道確保を含め救急カートの準備、初療室への移動などの必要性を予測した上で看護実践を行う。症例の患者は既往歴に心不全による入院歴や大動脈狭窄があり、保存的治療として在宅酸素療法（home oxygen therapy；HOT）を導入していること、および発症機序などから、心臓疾患由来の呼吸困難の可能性が考えられた。

患者の全身状態より気管挿管などの緊急的な処置を行うことが予測されることから、キーパーソンとなる家族の所在を来院早期から確認すること、また家族に可能な限り患者の状況や治療の進み具合について適宜情報を提供することなど、不安を考慮したかかわりが重要である。

## 🐾 緊急対応の主なポイント

緊急対応の主なポイントとして、緊急対応時の準備（表7）、酸素投与（表8）、呼吸状態の観察（表9）について、それぞれ示す。

### わん！POINT②
## 気管挿管と人工呼吸器の適応

気管挿管・人工呼吸器の適応を把握する。酸素化の低下や、換気障害のある患者が気管挿管の適応となることは理解しやすいが、意識障害やショック症状が改善しないような状況でも気管挿管となることを忘れてはならない。また、患者の状況、身体所見を把握する

**表7 ▶緊急対応時の準備**

| 人員確保 | ●スタッフのスキルを考慮<br>●役割分担（リーダー看護師の決定） |
|---|---|
| 物品準備 | ●系統立てた物の準備<br>　（ABCDE アプローチ）<br>●気管挿管・人工呼吸器・救急カート<br>●薬剤の確認（気管挿管時） |
| 場所選定 | ●気管挿管・蘇生が行える場所 |

**表8 ▶酸素投与**

| デバイス | 酸素流量 | $F_iO_2$（吸入酸素濃度） | 投与方法 |
|---|---|---|---|
| 鼻カニューラ | 1〜6L | 24〜44% | 酸素 1L に対して酸素濃度 4%ずつ増加する（室内空気の酸素濃度は 20%と計算） |
| マスク | 6〜10L | 44〜60% | |
| リザーバー付きマスク | 6〜10L | 60〜100% | 酸素 1L に対して酸素濃度 10%ずつ増加する |
| | 10〜15L | 100% | |

**表9 ▶呼吸状態の観察**

| 視診 | 頻呼吸（30 回 /min 以上）、徐呼吸（10 回 /min 未満）、努力呼吸の有無（補助呼吸筋の使用の有無） |
|---|---|
| 聴診 | 呼吸音（副雑音の有無、呼吸音の減弱、左右差、吸気時喘鳴の有無、呼気時喘鳴の有無） |
| 触診 | 皮下気腫、圧痛、動揺の有無 |
| 動脈血酸素飽和度（$SpO_2$） | 空気呼吸下で 90%以下 |

のはもちろんのこと、バイタルサインを安定させることが最優先となる。つまり、気道（A）、呼吸（B）、循環（C）の安定が最優先となる。

　症例に沿ってみてみると、まずは気道（A）を確保した。このとき、患者の意識障害の原因が把握できていなかった。ABCの安定を考える上で意識障害の原因検索は必須であるため、「AIUEOTIPS（アイウエオチップス）」（表10）を上手に利用する。原因が一つとは限らない。ここで大切なのは、Aから順番に否定していくものではないことである。この鉄則に従い、鑑別診断がつかない場合や、取りこぼしがないかなどを確認するために使用する。

## わん！POINT❸
### 気管挿管前・中・後のポイント

　症例の患者は換気の維持が困難となり、治療のために気管挿管を行い、人工呼吸器下での管理となった。患者は意思決定能力が喪失し

ている状態にあったため、キーパーソンである同居の長男に救急の医師よりインフォームド・コンセントを行い、治療方針を決定した。

　看護師は来院時の患者の呼吸状態から予測し、気管挿管の準備をしていたが、さらに具体的な準備として、気管挿管になる前に気管チューブの種類やサイズ、使用する薬剤と量を医師に確認しながらあらかじめ用意し、速やかに実施できるようにした。

　気管挿管時に薬剤を使用する目的は、鎮静・鎮痛・無動である。患者にとって苦痛な侵襲を緩和するが、同時に副作用による影響もあるため、継続的にバイタルサインや鎮静スケールなどを使用しながら観察する。

　気管挿管の実施後は、効果的に換気が行えるように観察することが必要となる。食道挿管になっていないか（連続波形表示のある呼気 $CO_2$ モニターの装着）、気管チューブの位置確認と確実な固定の実施、気管チューブのカフ圧管理、人工呼吸器の設定は状態に適しているかなどを確認し、救急ICUへの入室後も継続的に管理が行われるように、必要事項を看護記録に記載する。そして、チューブトラブルがないようにも注意を払う。また、気管挿管時の薬剤使用や、陽圧換気によって静脈還流が減少し、心拍出量の低下を来すため、血圧の低下などバイタルサインの変動の可能性を考えて継続観察を行う。

　症例の患者は気管挿管後、酸素化の維持が可能となったため、効果的に換気を行えるように看護ケアを継続した。また、患者に対して気道（A）、呼吸（B）の安静は保持できたため、確定診断と治療方針を決定するために、必要な検査など今後の方針を医師と確認し、情報共有を図った。

　緊急的な処置や検査が落ち着いた状況にな

表10 ▶ 意識障害の鑑別診断（AIUEOTIPS）

| A | Alcohol | 急性アルコール中毒 |
|---|---|---|
| I | Insulin | 糖尿病性昏睡 |
| U | Uremia | 尿毒症 |
| E | Encephalopathy<br>Electrolytes<br>Endocrinology | 脳症<br>Na、Caの異常<br>内分泌疾患 |
| O | Oxygen<br>Overdose | 低酸素血症・一酸化炭素中毒<br>薬物中毒 |
| T | Trauma<br>Temperature | 頭部外傷<br>低体温、高体温（熱中症） |
| I | Infection | 感染症 |
| P | Psychiatric<br>Poisoning | 精神疾患<br>中毒 |
| S | Stroke/SAH<br><br>Syncope<br>Shock | 脳卒中（脳出血・脳梗塞）・クモ膜下出血<br>失神<br>ショック |

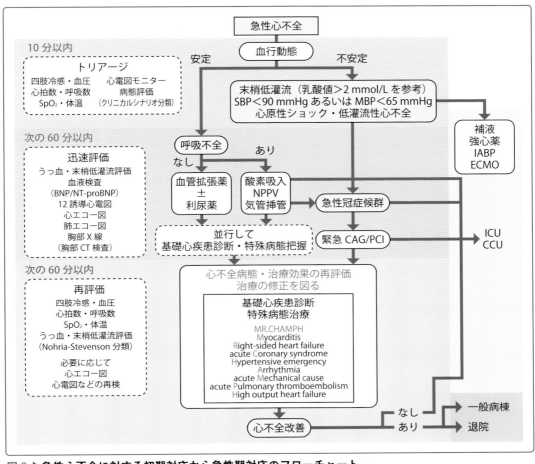

**図 3 ▶急性心不全に対する初期対応から急性期対応のフローチャート**

(Mebazaa A, Tolppanen H, Mueller C, et al. Acute heart failure and cardiogenic shock: a multidisciplinary practical guidance. Intensive Care Med 2016; 42: 147-163. PMID: 26370690. を参考に作図)

日本循環器学会／日本心不全学会. 急性・慢性心不全診療ガイドライン（2017 年改訂版）. https://www.j-circ.or.jp/cms/wp-content/uploads/2017/06/JCS2017_tsutsui_h.pdf（2021 年 10 月閲覧）

ると、看護師は家族との面談で患者の現状、治療の進行状況、今後の予定、時間的な目安などの情報を提供するとともに、早期に患者と面会ができるように調整を行う。

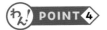 **POINT 4**

## 常に変化する患者の病態に寄り添う

　救急現場では診断がつけばそれで終了ではなく、いかに早く治療介入をしていけるかも重要となってくる。一つ一つ時間をかけて検査する時間があればいいわけだが、救急現場では難しいことが多々ある。そのため、常に変化する患者の病態に寄り添って、観察する過程を疎かにしないようにする必要がある。「急性心不全治療ガイドライン」の急性心不全の初期対応におけるクリニカルシナリオ（CS）分類と主な治療なども参照したい（図3)[1]。急性心不全に対する初期対応におけるクリニカルシナリオ分類[1]を以下に示す。

● CS1
・主病態：肺水腫
・収縮期血圧：＞ 140 mmHg
・病態生理：充満圧上昇による急性発症、血管性要因が関与、全身性浮腫は軽度、体液量が正常または低下している場合もある

● CS2
・主病態：全身性浮腫
・収縮期血圧：100〜140 mmHg
・病態生理：慢性の充満圧／静脈圧／肺動脈圧上昇による緩徐な発症、臓器障害／腎・肝障害／貧血／低アルブミン血症、肺水腫は軽度

● CS3
・主病態：低灌流
・収縮期血圧：＜ 100 mmHg
・病態生理：発症様式は急性あるいは緩徐、全身性浮腫／肺水腫は軽度、低血圧／ショックの有無により 2 つの病型あり

● CS4
・主病態：急性冠症候群
・収縮期血圧：－
・病態生理：急性心不全の症状・徴候、トロポニン単独の上昇では CS4 に分類しない

● CS5
・主病態：右心機能不全
・収縮期血圧：－
・病態生理：発症様式は急性あるいは緩徐、肺水腫なし、右室機能障害、全身的静脈うっ血徴候

　診断がついて治療介入ができているからといって、安心することはできない。動脈血ガスなどの現状を把握したり、患者の家族から再度詳しい話を聞くといった姿勢を持ち続けることが重要である。

●引用・参考文献
1）日本循環器学会ほか. 急性・慢性心不全診療ガイドライン（2017 年改訂版）. https://www.j-circ.or.jp/cms/wp-content/uploads/2017/06/JCS2017_tsutsui_h.pdf（2021 年 10 月 1 日閲覧）
2）田中和豊. "呼吸困難 Dyspnea". 問題解決型救急初期診療. 第 2 版, 東京, 医学書院, 2011, 261-73.
3）日本救急医学会監修. "重症救急患者の管理". 標準救急医学. 第 5 版, 東京, 医学書院, 2014, 213-29.
4）相川直樹ほか編. "呼吸困難". 救急レジデントマニュアル. 第 6 版, 東京, 医学書院, 2019, 124-6.

（速水浩己）

# MEMO

# ⑤ 腹痛

わん！

## はやわかり！ 患者のみかた・救急ナースの動きかた

### はじめに

　腹痛は、日常でも体験する症状の一つであるが、軽症から緊急手術が必要な生命に関わるものまでさまざまである（表1）。また、消化器系、循環器系、生殖・泌尿器系の疾患まで多岐にわたる。腹痛の特徴から、さまざまな重篤な疾患が予測できるため、緊急度・重症度を判断しながら、発症の様式や疼痛の性質などの病歴を聴取し、早期診断、早期治療につなげることが重要である。

**表1 ▶ 腹痛を来す緊急度の高い疾患**

| 疾患名 | 疼痛部位 | 特　徴 |
|---|---|---|
| 消化管出血 | 心窩部 | 吐血、下血、黒色便<br>出血による循環血液量減少性ショックを来すことがある |
| 上部消化管穿孔 | 心窩部 | 突然の腹痛、腹膜刺激症状、板状硬 |
| 急性膵炎 | 心窩部・背部 | 数時間で徐々に増悪、アルコールの多飲<br>重症例は循環血液量減少性ショックを来す |
| 心筋梗塞 | 心窩部 | 吐き気・嘔吐の症状を伴うことがある<br>右冠動脈領域の心筋梗塞 |
| 胆管炎 | 右季肋部 | 発熱、黄疸、右上腹部痛が特徴、敗血症によるショックを来しやすい |
| 肝がん破裂 | 右季肋部 | 循環血液量減少性ショックを来すことがある |
| 腹部大動脈瘤 | 臍周囲・背部 | 拍動性の腫瘤を触知、破裂による出血で循環血液量減少性ショックを来す |
| 上腸間膜動脈閉塞 | 臍周囲 | 広範な腸管虚血、壊死<br>敗血症によるショックを来す |
| 卵巣嚢腫茎捻転 | 下腹部 | 突然のひどい下腹部痛で発症 |
| 子宮外妊娠 | 下腹部 | 月経の遅れ、または無月経、妊娠反応陽性<br>ショックで来院することもある |
| 嵌頓ヘルニア | 下腹部 | 圧痛のあるしこり |
| 下部消化管穿孔 | 腹部全体 | 突然の腹痛、腹膜刺激症状、板状硬<br>腹膜炎、敗血症によるショックを来しやすい |
| 絞扼性イレウス | 腹部全体 | 腸管壊死、敗血症によるショックを来す<br>急激で、持続的な激痛、高度かつ広範な腹膜刺激症状 |

**表2 ▶腹痛を訴える患者のフィジカルアセスメント**

| 問診 | ●発症時刻・発症様式<br>●増悪 / 緩解因子<br>●痛みの程度<br>●痛みの性状・部位<br>●痛みの持続時間<br>●放散痛の有無と部位<br>●随伴症状<br>●既往歴、生活歴、家族歴など | 聴診 | ●腸蠕動音の状態<br>●血管雑音<br>●振水音の有無 |
| --- | --- | --- | --- |
| | | 打診 | ●液体・ガスの貯留、腫瘤の有無<br>●肝・脾臓の大きさ<br>●叩打痛の有無 |
| 視診 | ●腹部の形態：膨満、陥没、左右対称性、ヘルニアの有無など<br>●皮膚の状態：手術痕の有無、色調の変化など<br>●腹壁静脈怒張の有無<br>●腹部拍動の有無 | 触診 | ●圧痛・腫瘤の有無<br>●腹壁の緊張状態<br>●腹膜刺激症状：反跳痛（ブルンベルグ徴候）、筋性防御、板状硬 |

## 第一印象

まず、患者がショック状態かどうかを判断する。患者に声をかけ、その応答から意識レベルの確認を行う。呼吸状態の観察とともに橈骨動脈を触れながら、冷感や湿潤の有無、顔色なども確認する。ショック状態と判断したら、医師に報告し、直ちに応援を要請する。

## バイタルサインの測定

意識レベル、呼吸、脈拍、血圧、$SpO_2$ を測定し、ショック徴候の有無を確認する。ショック徴候がみられる場合は、重要臓器の虚血や低酸素血症が起こるため、高濃度酸素の投与を行い、緊急時に備えて、気管挿管の準備を行う。循環動態安定のために、できるだけ太い留置針で静脈路確保を行い、急速輸液を行う。患者の体温が低下しやすいため、輸液は温めたものを使用する。

## フィジカルアセスメント

腹痛の部位や性状、発症の経過を問診するとともに、腹部所見の観察を行う（表2）。特に、緊急度・重症度を判断するために、腹膜刺激症状の有無が重要となる。

## 腹痛患者に行われる検査

腹痛患者の検査には、血液・尿検査、超音波（エコー）、胸部・腹部単純X線検査、12誘導心電図、腹部CT検査などがある。検査が迅速に実施できるよう、患者に分かりやすい言葉で検査・処置の説明を行い、協力を得る。各種関連部署への連絡、調整を行う。

## ケアのポイント

激しい腹痛は、患者の不安や恐怖を助長するため、鎮痛薬や鎮痙薬の使用、体位の工夫、傾聴し声をかけるなどのケアを行い、積極的に苦痛や不安の軽減に努める。また、緊急手術の適応となることもあるため、患者の臨床症状から予測し、手術の準備が迅速に行えるように配慮することが重要である。

# 腹痛患者のみかた

| 経過 | 患者 | ナース |
|---|---|---|

**来院時 0分**

### 症例提示

**年齢・性別** 76歳・男性

**現病歴** 1週間前から心窩部違和感があり、本日2時間前から突然強い上腹部痛が出現し、救急外来を受診。

**既往歴** なし。最近腰痛がひどく、NSAIDs（非ステロイド性抗炎症薬）を定期的に内服中。

**来院時所見** 待合室で、車椅子に座り、うずくまってうなり声を上げている状態であった。
名前の呼びかけに返事あり、呼吸は速く、脈はしっかり触れているが速い。皮膚の冷感はないが、じっとりと湿っていた。

---

## 緊急度判断➡緊急手術を考慮した準備

第一印象から、呼吸・脈拍が速いこと、冷汗がみられることからショック状態であり、また痛みがかなり強いことからも、緊急度が高いと判断する。
NSAIDsを定期内服している患者の上腹部の激痛であり、消化管穿孔が疑わしいため、緊急手術を考慮した準備を行う。

### わん!POINT 1

## 緊急度「高」と判断

緊急度が高いと判断し処置室へ患者を移動させ、応援を要請。医師に報告する。
心電図モニターの装着とバイタルサインの測定を実施する。

---

**来院後 5分**

### バイタルサイン

**意識レベル** 清明

**呼吸数** 30回/min

**SpO₂** 96%

**血圧** 92/60mmHg

**心拍数** 128回/min

**体温** 37.8℃

 急変に備えて救急カートの準備もしておくと、迅速な対応ができるワン

## 酸素投与・静脈路確保・輸液の準備

呼吸・循環管理のために、酸素投与の準備、静脈路確保の準備を行う。
ショック状態の時は、急速・大量輸液を行う可能性があり、体温低下を予防するために、輸液は温めたものを用意する。

## 血管確保の時は……

血管確保の時には、緊急手術になる可能性も予測して、採血では、血算、生化学、凝固系検査に加えて、輸血も考慮し、血液型検査やクロスマッチ検査も実施する。

---

**来院後 10分**

酸素投与、静脈路確保とともに、採血検査を実施（表3）。
12誘導心電図を実施。

---

**来院後 15分**

発症の経過を問診（表4）。
・突然発症の2時間程度持続する上腹部痛
・歩行で増悪する激痛

### わん!POINT 3

## 疼痛の性状・程度を評価

疼痛の性状と疼痛の程度をペインスケールで確認。
激痛が続いているため、ドクターに鎮痛薬の投与を確認。
疼痛の時間的経過や鎮痛薬の効果をペインスケールで適宜評価する。

# 救急ナースの動きかたチャート ①

## 緊急度の把握

まずは、緊急度を把握することが重要である。来院直後には、ショック症状を呈していなくても、待合室で診察待ちの間に、状態が変化してショック状態に陥る可能性もあるため、ナースは待合室にいる患者すべてに目を配ってほしい。

## わん！POINT ❷

### ショックの認知

第一印象やバイタルサインより、ショック状態である。ショック指数（心拍数／収縮期血圧）は1.4であり、ショックに対する処置が必要である。全身状態の安定化のために、ナースには迅速な処置の準備と介助、経時的なバイタルサインやショック徴候の変化の観察を実施してほしい。

> 患者が痛みで苦しんでいるときは、簡単に答えられる質問にするワン！患者が答えられない時は、家族から情報を収集するワン♪

## 採血結果から考えること

採血結果より、CRP は上昇していないが、白血球数は上昇しており、痛みによるストレスか、発症初期の段階が考えられる。

呼吸の代償により改善されない（$PCO_2$ 27.3mmHg と減少）乳酸アシドーシス（pH 7.293、$HCO_3$ 18.3mEq/L、Lac 5.3mmol/L と乳酸値が上昇し、重炭酸濃度が低下したアシドーシス）の状態であり、組織循環不全を起こしている可能性があるため、バイタルサインに注意して観察を継続してほしい。

## わん！POINT ❹

### 緊急手術を考慮

発症の経過より、体性痛が考えられるため、緊急手術になることを考慮して確定診断のための身体所見の評価、画像検査を実施していく。

### 表 3 ▶ 血液検査結果

| WBC | 22,500 /$\mu$L | Amy (アミラーゼ) | 56 IU/L | pH | 7.293 |
|---|---|---|---|---|---|
| RBC | 536万 /$\mu$L | BUN | 19 mg/dL | $PCO_2$ | 27.3 mmHg |
| Hb | 15.4 g/dL | Cr | 0.78 mg/dL | $PO_2$ | 96 mmHg |
| Ht | 46.7% | Na | 141 mEq/L | $HCO_3$ | 18.3 mEq/L |
| Plt | 34.5 × $10^4$/$\mu$L | K | 4.3 mEq/L | Lac | 5.3 mmol/L |
| AST | 13 IU/L | Cl | 107 mEq/L | | |
| ALT | 29 IU/L | CRP | 0.1 mg/dL | | |
| Al-p | 234 U/L | | | | |

> 右冠動脈領域の心筋梗塞では、迷走神経反射の亢進により、消化管の蠕動運動が亢進するため、心窩部痛、吐気・嘔吐、下痢といった消化器症状が出現することがある。上腹部痛（特に心窩部痛）を訴える患者は、心電図モニターの装着や12誘導心電図で心筋梗塞の可能性を確認するワン♪

### 表 4 ▶ 問診の結果

| ポイント | 症状 |
|---|---|
| 発症時刻・発症様式 | 2時間前に突然痛みが出現 |
| 増悪／緩解因子 | 歩行で増悪 |
| 痛みの程度 | NRS ペインスケールで 8/10 |
| 痛みの性状・部位 | 上腹部の鋭い痛み |
| 痛みの持続時間 | 2時間前から持続している |
| 放散痛の有無と部位 | なし |
| 随伴症状 | 腹痛後に嘔吐1回あり |
| 既往歴 | 腰痛で NSAIDs を定期的に内服中 手術歴なし |

# 腹痛患者のみかた ✕

| 経過 | 患者 | ナース 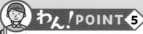 |
|---|---|---|

**来院後 18分**

### フィジカルアセスメント

視診 手術痕・打撲痕なし、腹部膨隆なし
聴診 腸蠕動音は減弱
打診 腹部の叩打痛なし
触診 筋性防御あり

 **わん！POINT 5**

### プライバシー保護と不安軽減を

プライバシーの保護に努め、低体温にならないように不要な露出は避ける。検査や処置を行うときには、声をかけ、不安の軽減に努める。

**来院後 20分**

超音波エコーの実施

### フィジカルアセスメントの結果から行うこと

フィジカルアセスメントの結果からも、消化管穿孔が疑われるため、緊急手術を予測し、アレルギー歴、最終飲食時間、家族の連絡先を確認する。

**来院後 25分**

### バイタルサイン

意識レベル 清明
呼吸数 24 回/min
SpO₂ 98%
血圧 110/60mmHg
心拍数 110 回/min
体温 38.0℃
ペインスケール 6/10

バイタルサイン、疼痛の状態、腹部所見などを経時的に評価する。悪化があれば、ドクターに報告する。

### 検査室へ移動する準備

全身状態が安定しているかを確認する。急変に備えた準備と、移動のための静脈ルートの整理を行う。冷汗や発汗によりテープ固定が剥がれやすくなっていないか確認する。

**来院後 28分**

ナースは、検査や手術室などの各関係部署への連絡・調整を行う役割もあるワン！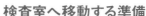

**来院後 30分**

腹部CT検査（図1）、胸部単純X線検査（図2）の実施

検査台への移動は、人員の確保を行い、疼痛の増強がないように愛護的に行う。その際に、静脈ルートの抜去がないように注意する。

患者とともに、家族も緊急事態に動揺しているため、家族へのケアも必要だワン！

**来院後 60分**

本人、家族へ診断結果、緊急手術の説明を行う

**わん！POINT 6**

### 緊急手術の準備

家族への連絡を行い、医師からの説明の場を調整する。関係部署との調整を行い、手術前処置や、輸血のオーダー、同意書の確認を行う。患者への精神的援助を行う。

**診断**

### 上部消化管穿孔と診断
緊急手術へ

# 救急ナースの動きかたチャート ②

## フィジカルアセスメントの結果から考えること

フィジカルアセスメントの結果、筋性防御があり、腹膜炎を起こしている可能性がある。痛みの部位から上部消化管穿孔が疑わしい。発熱がみられることより、敗血症性ショックの可能性もあるため、バイタルサインの経過に注意していく。

患者は激痛のため、周囲の状況に注意が向かない。ベッドからの転落や皮膚損傷の予防に努め、周囲の環境整備や静脈ルートを自己抜去しないように配慮するワン！

## 画像検査の実施

輸液により全身状態は安定していると考え、画像検査を実施する。
移動などにより疼痛が増強する可能性があるため、ナースには引き続き痛みの評価をしてほしい。
急変の可能性もあるため、急変に対応できる準備をして、画像検査に向かう。

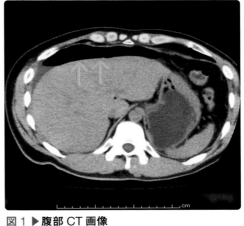

**図1 ▶ 腹部 CT 画像**
肝表面に free air（遊離ガス像）あり

## 画像検査の結果

CT、胸部単純X線の結果より、free air が見られ、消化管穿孔を起こしている。年齢からも、緊急手術の適応と考え、手術の準備を行う。

## 緊急手術の決定

緊急手術が決定し、本人・家族へのインフォームド・コンセントを実施する。突然のことで、患者・家族の不安や動揺も激しいので、ナースにはインフォームド・コンセントに立ち会い、その後の患者・家族の精神的ケアをしてほしい。

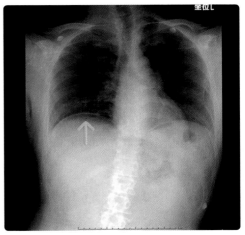

**図2 ▶ 胸部単純X線画像**
右横隔膜下に free air（遊離ガス像）あり

# 看護のPOINT

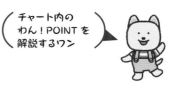

チャート内の
わん！POINT を
解説するワン

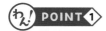 **POINT①**

## 腹痛患者の緊急度の判断

　腹痛を訴える患者の緊急度は、①ショック状態の有無、②痛みの程度、③腹膜刺激症状の有無、の3つで判断する。

### 🐾 ①ショック症状の有無

　腹痛を訴える患者で起こるショックの多くは、腹部大動脈瘤破裂や子宮外妊娠などの出血や重症膵炎などの脱水による循環血液量減少性ショック、腹膜炎、上腸間膜動脈閉塞症の腸管壊死、急性閉塞性化膿性胆管炎などの敗血症による血液分布異常性ショックである。ショックを早期に認知するために、顔面の蒼白や脈拍数の増加、冷汗などのプレショック状態を見逃さない。敗血症によるショックでは、末梢血管の拡張により皮膚が温かいことがあるため、何らかの感染が存在し、シバリングを伴う発熱があるときはショックの前段階と捉える（表5）。

### 🐾 ②痛みの程度

　激痛を訴える患者は、緊急度が高い可能性がある。痛みは主観的なものであり、個人的な体験であるため、痛みの程度や種類を評価するのは困難である。患者と看護師が痛みの認知を共有するために、客観的に評価するいくつかのペインスケールがある（図3）。繰り返し実施することにより、経時的な痛みの変化や鎮痛薬や鎮痙薬の効果を評価できる。これらのペインスケールとともに、患者の表情や姿勢、行動などを観察し、心拍数や呼吸数などの生理的変化も併せて痛みを評価することが重要である。

### 🐾 ③腹膜刺激症状の有無

　腹膜刺激症状とは、臓器の炎症が腹膜に及んだときに生じる痛みのことである。腹部の触診で、疼痛部位を圧迫したときよりも、急激に手を離すと強い痛みを感じる「反跳痛」（ブルンベルグ徴候）、痛みのために腹壁筋を緊張させている「筋性防御」の有無を観察する。この他の腹膜刺激症状として、患者に咳

**表5 ▶ 腹痛で起こり得るショックの前触れのサイン**

| 循環血液量減少性ショック | 血液分布異常性ショック |
| --- | --- |
| 出血、体液の喪失などにより循環血液量が減少したために起こるショック | 敗血症によって引き起こされるショック |
| **前触れのサイン**<br>・顔色蒼白<br>・頻脈<br>・脈圧の狭小化（ショックの初期では、代償機能が働き血圧は低下しない）<br>・冷汗 | **前触れのサイン**<br>・感染の存在と qSOFA（quick SOFA）＊の診断基準を満たしている<br>・弛緩熱のパターン<br>・シバリングを伴う発熱 |

＊ qSOFA：敗血症をスクリーニングするときのツール。呼吸数≧22回/min、収縮期血圧≦100mmHg、意識変容のうち、3項目中2項目以上存在するときは敗血症を疑う。

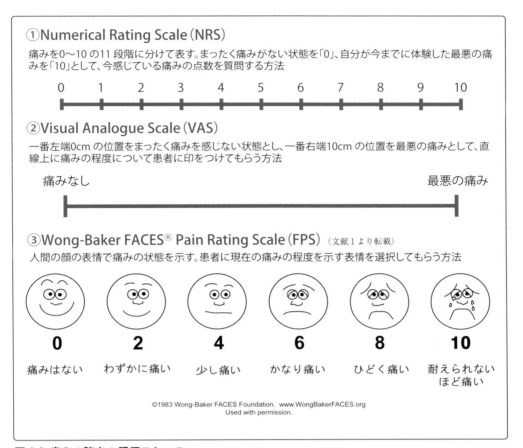

① Numerical Rating Scale（NRS）

痛みを0〜10の11段階に分けて表す。まったく痛みがない状態を「0」、自分が今までに体験した最悪の痛みを「10」として、今感じている痛みの点数を質問する方法

0　1　2　3　4　5　6　7　8　9　10

② Visual Analogue Scale（VAS）

一番左端0cmの位置をまったく痛みを感じない状態とし、一番右端10cmの位置を最悪の痛みとして、直線上に痛みの程度について患者に印をつけてもらう方法

痛みなし　　　　　　　　　　　　　　　　　　　　　　　最悪の痛み

③ Wong-Baker FACES® Pain Rating Scale（FPS）（文献1より転載）

人間の顔の表情で痛みの状態を示す。患者に現在の痛みの程度を示す表情を選択してもらう方法

| 0 | 2 | 4 | 6 | 8 | 10 |
|---|---|---|---|---|---|
| 痛みはない | わずかに痛い | 少し痛い | かなり痛い | ひどく痛い | 耐えられないほど痛い |

©1983 Wong-Baker FACES Foundation. www.WongBakerFACES.org
Used with permission.

**図3 ▶痛みの強さの評価スケール**

をしてもらうと痛みが誘発される「咳嗽試験」、つま先立ちから急に踵を落とすと腹部に強い痛みが走る「踵落とし衝撃試験」がある。重症の場合、歩行時に腹部に強い痛みが走る。腹膜刺激症状がみられるときは、緊急の外科的対応が必要な場合が多いため、緊急度・重症度が高いと判断する。

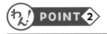 **POINT❷**

### 腹痛患者のバイタルサイン

　腹痛を訴える患者の中には、ショック状態を呈する患者もみられるが、その他のバイタルサインの傾向として、腹痛がかなり強い場

合は、血圧・脈拍数が上昇する。また、呼吸が荒く頻呼吸となり、過換気状態となることがある。突然発症の激痛による不安や恐怖がさらに過換気状態を促進するため、患者のそばに付き添い、声をかけ、不安の軽減を図る。

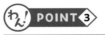 **POINT❸**

### 疼痛管理

　激しい腹痛は、患者の不安を助長し、身体的にも体力の消耗を招く。また、検査や診察が不十分となり、診断・治療が遅れることもあるため、疼痛緩和を図る必要がある。膝を屈曲させ、腹壁の緊張が緩和する姿勢や、患

者が最も楽な姿勢をとることができるように援助する。患者の苦痛を緩和するために、腰背部をさするなどのケアを行う。

医師に疼痛の程度を報告し、医師の指示にて鎮痛薬や鎮痙薬を使用し、疼痛緩和を図る。疼痛の評価はスケールを用いて、定期的に確認し、薬剤の効果やケアが有効かどうかを評価する。

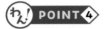

## 腹痛の鑑別

腹痛の発生機序として、内臓痛、体性痛、関連痛の3種類に分けられる（表6）。痛みの性状を知ることによって、原因とその後の対応がある程度予測できる。

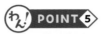

## 不安の軽減

突然発症した強い腹痛により、患者は死への恐怖さえも抱くことがあるため、患者のそばを離れず、不安の軽減を図る。診察、検査により、身体の露出が多くなるため、カーテンを閉め、掛け物をかけるなどプライバシーの保護に努める。緊急度が高い場合には、迅速な確定診断を求めるために、患者への説明、配慮が足りなくなることがあり、患者の不安や恐怖を助長するため、検査・処置の前には患者に分かりやすい言葉で説明し、協力

**表6 ▶ 腹痛の種類**

| | 内臓痛 | 体性痛 | 関連痛 |
|---|---|---|---|
| 原因 | 管腔臓器（胃、十二指腸、小腸、大腸、胆管、膵管）の収縮、拡張、痙攣などにより生じる痛み | 体壁内面から発生する痛み<br>内臓に起きた炎症が波及したとき、圧迫・牽引・捻転などの機械的刺激が加わったとき、臓器から露出した消化液、血液などの化学的刺激が加わったことが原因となって生じる痛み | 内臓痛の刺激が脊髄レベルに入ってくる皮膚からの神経を刺激することにより、その神経の支配する皮膚に発生する痛み |
| 性質 | 疝痛、漠然とした鈍痛 | 鋭く刺すような痛み | |
| 部位 | 正中線上に対称的 | 限局性 | |
| 持続時間 | 間欠的、周期的なことが多い | 持続性のことが多い | |
| 自律神経症状 | 伴うことが多い（悪心・嘔吐、徐脈、蒼白、冷汗、不快感など） | 伴わないことが多い | |
| 体位 | じっとしていられず、苦しそうに転げまわる。体動により軽減することがある | 背中を丸め、じっとしている<br>体動や咳嗽などで疼痛が増強する | |
| 筋性防御 | あまり認められない | よく認められる | |
| 緊急手術 | なし | 適応となる例が多い | |
| 代表的な疾患 | 胃腸炎、単純性イレウス、結石 | 臓器の穿孔や炎症による腹膜炎 | |

● 特徴的な関連痛

| 疾患名 | 通常の疼痛部位 | 関連痛 |
|---|---|---|
| 胆石症、胆嚢炎 | 右季肋部～右上腹部 | 右肩、右背部 |
| 膵炎 | 心窩部～左上腹部 | 背部、胸部、肩 |
| 十二指腸潰瘍穿孔 | 心窩部～右上腹部 | 右肩 |
| 尿路結石 | 左右下腹部 | 鼠径部、外陰部、大腿 |
| 心筋梗塞 | 胸部、心窩部 | 左肩～左上腕、左頸部、左顎部 |

を得ることが重要である。

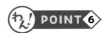

## 緊急手術の準備

　消化管穿孔は、緊急手術の適応となることがあるため、緊急手術を予測した対応が重要である。そのためにも、どのような疾患に緊急性があり、どのような臨床症状を呈するのか、治療方法は何かを把握しておく必要がある。

　手術への準備として、静脈路確保のときに、血液型検査やクロスマッチを行う。また、検査の合間に、アレルギー歴や最終飲食時間、既往歴や内服などを確認し、家族に連絡を行う。手術が決定すれば、準備のための人員の手配、手術室や検査室、病棟などの関連部署への連絡・調整、術前処置、患者や家族へのインフォームド・コンセントなどの準備を行う。患者・家族ともに、突然のことにより病状や治療方針などを十分に理解できないことがあるため、医師からの説明の後、本人や家族の理解を確認して、補足説明を行い、手術をスムーズに受けられるように援助する。患者や家族の不安の軽減を図るとともに、バイタルサインや腹痛の程度の変化に注意しながら準備を進める。

●引用・参考文献
1）　Wong-Baker FACES FOUNDATION. https://wongbakerfaces.org/（2021年10月1日閲覧）
2）　寺村文恵.「お腹が痛い」という訴え. ナーシング・トゥデイ. 23（6）, 2008, 85-8.
3）　藤野智子. 激しい腹痛で動けない！：消化管穿孔. エキスパートナース. 25（14）, 2009, 94-9.
4）　関啓輔. 腹痛・背部痛・腰痛・四肢痛. 救急医学. 34（11）, 2010, 1511-7.
5）　日本版敗血症診療ガイドライン2020 特別委員会編. 日本版敗血症診療ガイドライン2020（J-SSCG2020）. 日本集中治療医学会雑誌. 28（Supplement）, 2021, S21-5.

（鷲尾　和）

# MEMO

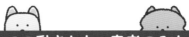

# ❻ CPAOA（来院時心肺停止）

わん！

## はやわかり！ 患者のみかた・救急ナースの動きかた

### はじめに

来院時心肺停止（cardiopulmonary arrest on arrival；CPAOA）患者の対応では、JRC蘇生ガイドラインに沿ってケアを提供しながら、心肺停止（CPA）に陥った原因について同時並行で考えていかなければならない。慣れない救命処置に加え、さまざまな指示が飛び交う急変現場での対応に混乱を生じている看護師が多いのではないかと考える。ここでは、ガイドラインに沿った動きと同時に原因検索をしていく流れについて整理していきたい。

### 「JRC蘇生ガイドライン 2020」を理解する

JRC蘇生ガイドラインは5年ごとに改訂される。最新の『JRC蘇生ガイドライン2020』における医療用BLS（一次救命処置）アルゴリズムの内容を図1に示す[1]。

- ガイドライン2015から2020で大きな変更点はなし。
- 完全な圧迫解除（胸壁を元の位置まで戻す）が追加された（図1）。

### 心肺停止患者の受け入れ準備を考えよう

**ホットラインの情報から、疾患によるものか外傷かを考えよう！**

- - - - - - - - - - - - - - - - - - - - - - - -

高所からの転落外傷や交通外傷であれば、心肺蘇生法、および致死的な外傷死となる血気胸や緊張性気胸、心タンポナーデに対応できる物品の準備を行う。人・物・場所の準備がキーポイントとなる。

**人の配置を考えよう！**

- - - - - - - - - - - - - - - - - - - - - - - -

リーダー、胸骨圧迫、気道管理、時間管理、ルート確保や処置介助、記録などの役割を考慮し、人員配置を行う。救命蘇生処置で最も重要なポイントは、質の高い絶え間ない胸骨圧迫である。質の高い胸骨圧迫を継続するためチーム内で交代のタイミングや順番などをあらかじめ話し合っておく必要がある。

**物品の準備を行おう！**

- - - - - - - - - - - - - - - - - - - - - - - -

物品の準備は、ABCDEアプローチで系統的に進めると抜けがない（表1）。

心肺蘇生（cardiopulmonary resuscitation；

CPR）中はチーム全員が情報を共有できるように、ホワイトボードなどに経時記録を記載していくとよい。

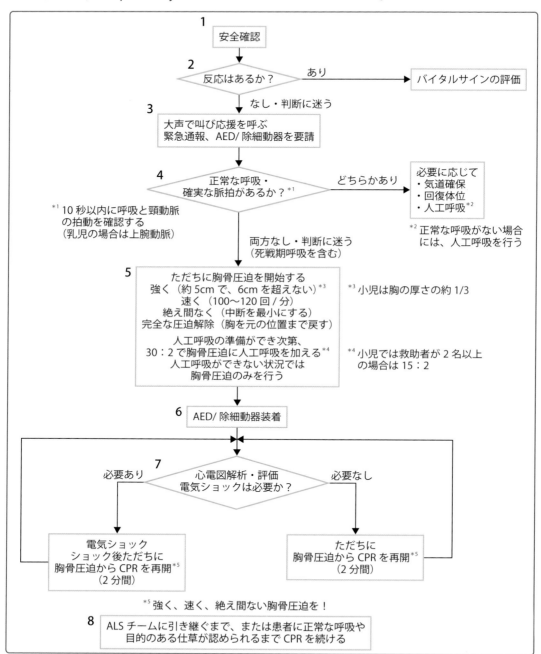

**図 1 ▶ 医療用 BLS（一次救命処置）アルゴリズム**
ALS：二次救命処置、CPR：心肺蘇生、AED：自動体外式除細動器
日本蘇生協議会監. JRC 蘇生ガイドライン 2020. 東京, 医学書院, 2021. 50. より転載

**表1 ▶ ABCDE アプローチでの準備物品**

| A | Airway（気道） | 気管挿管、外科的気道確保 |
|---|---|---|
| B | Breathing（呼吸） | 酸素、バッグバルブマスク、呼気 $CO_2$ モニター |
| C | Circulation（循環） | 末梢静脈路（細胞外液）、モニター（血圧計、$SpO_2$、心電図含む）、12 誘導心電図、超音波エコー、除細動器、アドレナリン・抗不整脈薬・筋弛緩薬・カテコラミン・麻薬類などの薬剤、輸液ポンプ、シリンジポンプ、心筋マーカー（トロポニンI・トロポニンT）が測定できるキット類、胸腔ドレーン、心嚢穿刺キット、胸骨圧迫用足台の準備など |
| D | Dysfunction of central nervous system、Disability（生命を脅かす中枢神経障害） | ペンライト、神経所見のとれる診察キット（打鍵器、ルーレット式知覚計）など |
| E | Exposure & environmental control（脱衣と体温管理） | 脱衣のためのハサミ、輸液加温器や体温管理システム（コクーン™、ベアーハガー™など）の保温管理物品 |

## 心肺蘇生中のポイント

①チームダイナミクスを発揮するため、チーム内での役割を理解する。

②質の高い胸骨圧迫が最も重要であることを理解する。質の高い胸骨圧迫を継続するため、指揮系統を統括するリーダー（コマンダー）が質の評価も行う。質の評価において重要なのは、深さ・速さ・胸骨を元の位置に戻すリコイルが十分に行われたかである。

③心停止のどのアルゴリズムで動いているかをチーム内で共有できるように、心停止の波形は大きな声で宣言しよう。

④情報共有のため、ホワイトボードなどを活用しよう。

---

**コラム** ▶ 新型コロナウイルス感染症（COVID-19）流行中の対応

胸骨圧迫と CPR はエアロゾルを発生させる可能性がある。現在の COVID-19 パンデミックの状況では、エアロゾル感染防護（PPE 装着）の上、CPR を開始する。エアロゾル対応 PPE とは、N95 かそれ以上の規格のマスクまたは電動ファン付呼吸保護具、手袋、液体非透過性ガウンまたは長袖エプロンを指す。しかし、院内急変など COVID-19 の感染リスクが低い場合は、標準予防策での救命処置が基本となる。

# CPAOA のみかた ✕

| 経過 | 患者 | ナース  |
|---|---|---|

**搬入前までに**

**症例提示**

**第一報** ホットライン
**年齢・性別** 50代・男性
**現病歴** 除雪作業中、雪の上で倒れている作業員を同僚が発見し、救急要請。バイスタンダーCPRあり。派遣作業員であり、名前、年齢などの詳細情報は不明。
**既往歴** 不明

### 人・物・場所の準備

除雪作業中の発症であり、意識障害、中毒、外傷などあらゆる可能性があることを予測し、準備開始。
- **人**：各自の役割について話し合っておく。
- **物**：ABCDE アプローチで準備を進める。
- **場所**：救命処置のできる初療室での受け入れを行う。

**搬入時 0分**

### 救急隊が CPR を実施しながら搬入

病院前で心室細動により AED が1回施行された。
来院前に、救急隊により末梢静脈路確保、気管挿管は実施されている。

### CPR 継続

救急車や初療室への移動の時も、胸骨圧迫は継続。10秒以上の中断は避ける。救急隊から胸骨圧迫・人工呼吸を引き継ぐ。

**搬入時 0分**

### PEA（無脈性電気活動）
頸動脈触知不能。自発呼吸なし。

**わん！POINT ①**

### 心電図モニターと除細動器を装着

CPR を継続しながら、まずは心電図モニターを装着しよう！ 一緒に除細動器の装着も忘れない。心停止のどのアルゴリズムに沿って動くかを確認する。

**わん！POINT ②**

### CPR 継続

末梢静脈路から、アドレナリン1mg 静脈注射。全開投与している細胞外液を 20mL 程度吸い上げ、アドレナリン投与後、急速投与。
タイムキーパーは2分のタイマーを作動させる。
挿管位置の確認、心拍再開の評価のため、呼気 $CO_2$ モニターを装着する。
記録係は、ホワイトボードでチーム全員が共通認識できるよう工夫する。
ドクターからの指示は大きな声で復唱する。

# 救急ナースの動きかたチャート ①

 **ドクター**

## リーダーの決定

ドクターの役割として、指揮系統を統括するリーダー（コマンダー）を決定する。ドクターの人数によっては、気道管理者が頭側に立ち、指揮をする場合もある。
可能なら、オーダー入力ができるドクターの人員も配置する。

## 心電図のチェック

コマンダーとなるドクターは、バッグバルブマスク（BVM）で呼吸管理をしながら、来院時の心電図チェックを行う。
救急チームメンバーが、何に向かって動いているのか共通理解できるように心電図波形を大きな声で宣言しよう！（例えば、「心電図チェックをします。心房細動です。除細動を150Jでかけますので、準備してください」）

## ABCDE アプローチで初療を開始

[A]（気道）気管挿管済み
[B]（呼吸）BVMで換気実施。BVMでの抵抗なし。
[C]（循環）超音波エコーにより、心嚢液の確認。腹水（内出血）の確認。外出血の確認。
[D]（意識）瞳孔確認。
[E]（脱衣と保温）衣服を裁断し、全身観察と電気毛布での保温開始。検温実施。

心電図チェック（リズムチェック）は2分ごと、アドレナリン投与は3〜5分ごと。
タイマーを2分と3分に設定すると、どっちのタイマーか混乱のもととなる。
2分ごとにタイマーを作動させ、1回目はリズムチェック＋アドレナリン投与、2回目リズムチェックのみ、3回目リズムチェック＋アドレナリン投与と動くとよいワン

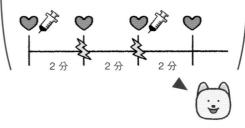

2分　　2分　　2分

### 表2 ▶ 心停止の鑑別診断（6H6T）

| | |
|---|---|
| Hypovolemia（循環血液量低下） | Tablet（薬物中毒） |
| Hypoxia（低酸素血症） | Tamponade cardiac（心タンポナーデ） |
| Hydrogen ion（アシドーシス） | Tension pneumothorax（緊張性気胸） |
| Hyper/Hypokalemia（高/低カリウム血症） | Thrombosis coronary（心筋梗塞） |
| Hypo/Hyperglycemia（低/高血糖） | Thrombosis pulmonary（肺塞栓症） |
| Hypothermia（低体温） | Trauma（外傷） |

心停止の原因検索では、6H6T（表2）を頭に入れておこう！

# CPAOA のみかた ×

| 経過 | 患者 | ナース |
|---|---|---|

**搬入後 2分**

**2分後、リズムチェック**
モニター上、心室頻拍。
頸動脈触知不能。

**わん！POINT 3**

**CPR 継続**
除細動150Jで準備。
2分のタイマーを作動する。
採血し、心停止の原因検索も同時に開始する。採血・血液ガス分析、エコー・X線撮影など、6H6T（表2）を確認できる検査を実施できるように医師からの指示の前に準備を進めていく。

**搬入後 4分**

**2分後、リズムチェック**
モニター上、心室細動。

**CPR 継続**
除細動150Jで準備。末梢静脈路からアドレナリン1mg静脈注射。
2分のタイマーを作動させる。原因検索を継続し、除外できるものは否定していく。目立った外傷の確認は看護師も可能である。

**搬入後 6分**

モニター上、心拍数80回/min。
頸動脈触知可能。
**血圧** 120/60mmHg
**体温** 35.5℃
**脈拍** 88回/min
**呼吸数** 12回/min・自発呼吸なし

**わん！POINT 4**

**心拍再開のため CPR を中止**
12誘導心電図（図2）、バイタルサイン測定。低体温療法を考慮し、臨床工学技士との連携を図る。
心停止に移行する可能性も高いため、CPRやタイマー作動のスタンバイは継続とする。
家族（キーパーソン）の確認、連絡をリーダーナースが行う。

**搬入後 30分**

モニター上、ST上昇あり。
**血圧** 86/65mmHg
**脈拍** 75回/min
**呼吸数** 12回/min（人工呼吸器装着）・自発呼吸なし

**患者観察・原因検索・検査準備・家族説明**
患者観察を継続しながら、原因検索を継続。
患者は急性心筋梗塞による致死的な不整脈の出現、心肺停止状態に移行した可能性が高く、緊急心臓カテーテル検査の方針となる。検査準備を行い、少しでも早く治療に出棟できるようにケアを行う。
家族への説明の際、人員の確保が可能であれば看護師も同席し、患者や家族の治療に対する思いなどを確認する。

**診断**

**急性心筋梗塞**
人工呼吸器を装着し、心臓カテーテル検査・治療に出棟。

同意書、前処置を実施し、血管造影室に出棟。家族をICUへ案内し、病棟看護師に申し送りを行う。

# 救急ナースの動きかたチャート ②

## ABCDE アプローチと心停止の原因検索

脈なし心室頻拍に対し、除細動実施。
ABCDE アプローチを行いながら、心停止の原因検索（6H6T〔表 2〕）も開始する。
6H6T を考慮し、採血・血液ガス分析（表 3）を行う。トロポニンなどの心筋逸脱酵素も確認。

## 発症様式や既往歴がポイント！

発症様式や既往歴などが、原因検索の優先順位を考慮するための重要なポイントとなる。
今回の発症は、屋外で除雪作業中の突然の心停止であり、AED の作動もあることから ACS（急性冠症候群）や脳卒中を優先し、診察を進める。屋外で作業中であることから、薬物中毒などは、優先順位が下がる。

急性心筋梗塞では、再灌流までの時間短縮が予後に影響するため、1分でも早く治療を開始する必要がある。そのため、家族には電話で同意をとることもあるワン！

## 6H6T に沿って考えていく

6H6T（表 2）に沿って考えていくと、血液ガス分析（表 3）では、カリウムや血糖の問題はない。低酸素血症、混合性アシドーシスは、心停止の影響を考える。エコーからは、心タンポナーデや腹腔内出血は認めず、外表を含めて大量出血はない。胸部 X 線（図 3）では気胸はなく、心陰影や縦隔陰影の拡大は認めない。明らかな低体温ではなく、致死的な外傷は認めない。薬物や肺塞栓症の可能性は残るものの、心電図所見からは、急性冠症候群が原因の可能性が高い。
循環器内科医にコンサルトの方針。
バイタルサインが安定しているようなら、脳卒中や外傷の検索目的に全身の CT 検査も行っておきたい。

表 3 ▶ 心肺蘇生中の動脈血ガス分析

| pH | 6.892 | Cl | 106 mEq/L |
|---|---|---|---|
| $PCO_2$ | 95.8 mmHg | Anion Gap | 19.0 mEq/L |
| $PO_2$ | 62.7 mmHg | Lac | 90 mg/dL |
| $HCO_3^-$ | 17.4 mEq/L | 血糖 | 158 mg/dL |
| Base Excess | -20.5 mEq/L | $FO_2Hb$ | 80.4% |
| Na | 139 mEq/L | $FCO_2Hb$ | 1.9% |
| K | 3.5 mEq/L | ＊赤字は基準より高値を表す |  |

$PCO_2$ および Lac（乳酸）の上昇は、心肺停止により循環が停止していることを示唆している。

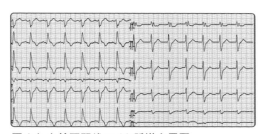

図 2 ▶ 心拍再開後の 12 誘導心電図
ROSC 後の心電図は、症例によってさまざまである。心筋梗塞の虚血により全誘導で ST 低下が見られたり、ST 上昇があったりする。本症例の心電図では、ブロックがあることがわかる。

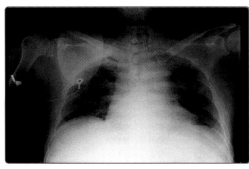

図 3 ▶ 胸部 X 線

# 看護のPOINT

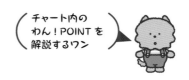
チャート内の
わん！POINTを
解説するワン

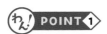POINT❶

## モニター装着は心電図モニター・除細動器が第一選択！

　救急外来に患者が到着するとモニターの装着を行うが、心停止のアルゴリズム（図4）でも分かるように、心電図波形で「心室細動（VF）・無脈性心室頻拍（VT）」の2つの分類に分けられ、対応する優先順位が決まる。

　CPA患者の受け入れの際、モニター装着は心電図モニター・除細動器を第一選択とする。

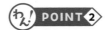POINT❷

## 呼気CO₂モニターの装着を推奨

　呼気 $CO_2$ モニターの装着は、JRC蘇生ガイドラインでも推奨されている。気管挿管位

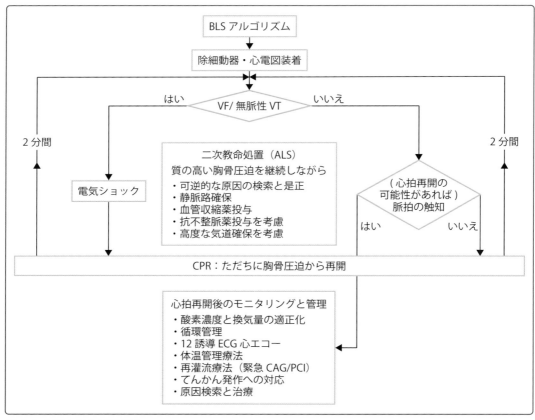

**図4▶心停止アルゴリズム**
BLS：一次救命処置、VF：心室細動、VT：心室頻拍、CPR：心肺蘇生、CAG：冠動脈造影、PCI：経皮的冠動脈インターベンション
日本蘇生協議会監．JRC蘇生ガイドライン2020．東京，医学書院，2021，51．より転載

置の確認のほかにも、心拍再開の指標となる。また心拍再開後、再度心肺停止状態に陥った際の早期発見につなげることが可能である。呼気 $CO_2$ モニターにはさまざまな種類があるが、波形表示のあるものが推奨される。

## アドレナリンの時間管理

ガイドラインに準じてアドレナリンの投与は3〜5分ごと、心電図チェック（リズムチェック）は2分ごとに行っていく。2分ごとのタイマーを作動させ、2分ごとにリズムチェック、4分ごとにアドレナリンを使用してもよい。受け入れ前に、何分ごとにアドレナリンを使用していくか医師に確認しておくとよい。

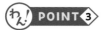

## 心停止の対応と同時並行で 原因検索を！

心停止のアルゴリズムに沿って対応しながら、心停止に陥った原因検索と根本的治療を行わなければ、患者の状態改善にはつながらない。採血、血液ガス分析、エコー、X線、フィジカルアセスメント、問診を駆使し、心肺蘇生処置と同時並行で評価する（表4）。

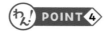

## 体温管理療法は連携がカギ

ガイドラインでは、初期心電図波形が電気ショック適応の成人院外心停止で、自己心拍再開後に反応がない場合は、体温管理療法を行わないことに反対し、体温管理療法を行うことを推奨する[2] と示されている。体温管理療法とは、32〜36℃の間で目標体温を設定し、その温度で一定に維持することである。急性心筋梗塞の場合、救急外来で体温管理を開始し、心臓カテーテル治療中も体温管理を行うことも多く、臨床工学技士などとの連携が治療開始の重要なポイントとなる。

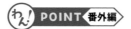

## 救急外来での家族ケア

突然の疾病や事故により生命危機状態に陥っている患者を見て、患者家族は心理的に大きな衝撃を受け危機状態に陥る。家族は、目の前で急変した患者の蘇生処置に立ち会い救急車に同乗して来院する場合や、病院や警察

表4 ▶ 6H6T と評価方法

| 6H | 評価方法 | 6T | 評価方法 |
|---|---|---|---|
| Hypovolemia<br>（循環血液量低下） | フィジカルアセスメント<br>採血、エコー | Tablet<br>（薬物中毒） | 問診、フィジカルアセスメント<br>トライエージ |
| Hypoxia<br>（低酸素血症） | 血液ガス分析 | Tamponade cardiac<br>（心タンポナーデ） | エコー |
| Hydrogen ion<br>（アシドーシス） | 血液ガス分析 | Tension pneumothorax<br>（緊張性気胸） | フィジカルアセスメント<br>エコー |
| Hyper/Hypokalemia<br>（高 / 低カリウム血症） | 採血、血液ガス分析 | Thrombosis coronary<br>（心筋梗塞） | フィジカルアセスメント<br>エコー |
| Hypo/Hyperglycemia<br>（低 / 高血糖） | 採血、血液ガス分析 | Thrombosis pulmonary<br>（肺塞栓症） | フィジカルアセスメント<br>エコー |
| Hypothermia<br>（低体温） | フィジカルアセスメント | Trauma<br>（外傷） | フィジカルアセスメント、問診 |

などから突然連絡を受け十分な情報もないまま不安を抱えながら来院する場合など、さまざまである。ゆえに看護師は、その家族の心理状態を敏感に察し、言動の内面にある感情を理解し対応する必要がある。CPA患者の家族の場合、愛する人との死別を余儀なくされることが多い。救急看護師は、残された家族が死別の危機を乗り越えられるように、家族もまた一人の患者として対応していく必要がある。

## 患者ケアの実際

### 😺①家族が到着し、患者に面会するまで

**1）家族に対応する看護師を決定し、家族に説明を行う**

家族に対応する看護師は、リーダーレベルの看護師が望ましい。危機状態にある患者家族は混乱しており、攻撃的な言動や予期せぬ行動を起こしたり、医療者のささいな言動に傷ついたり救われたりするからである。家族に対応する看護師は、家族に名札を見せて自己紹介し、自分が窓口となることを伝える。

**2）待合室を考慮する**

危機状態にある家族は、強い不安や緊張から、不安定な精神状態になっている。不条理な出来事に泣いたり、怒りの感情を表出することもある。そのような家族には、家族控え室を準備し、感情を表出できるように配慮することが望ましい。家族控え室がない場合、どこを待機場所とするか医師・看護師間で話し合うとよい。

**3）「待つ」という行動に意味を持たせる**

情報提供がなされないまま「ここで待ってください」と一方的に伝えるだけでは、「患者に適切な医療が提供されているのか」と医療者への不信感につながる可能性がある。よって、行われている処置や患者状態について、治療段階ごとに情報提供を行うことが大事である。家族は、患者のために自分にできることは何でもしたいという思いがあるため、「待つこと」も家族にできる協力であることを意識させる。家族に待つことの意味を伝えることで、不確かな状況に耐えるコントロール感を高めることができる。

### 😺②患者への面会時

**1）面会環境を整える**

蘇生処置中の面会は、PTSD（posttraumatic stress disorder：心的外傷後ストレス障害）のリスク減少につながったり、現実を受け止める手助けになるといわれている[3]。しかし、面会環境を整えなければ、家族の心理的負担が増大する危険がある。血のついた救命処置器材を片付け、損傷の激しい部位をガーゼで保護し、目立たないようにする配慮が必要である。不必要な露出を避け、手や顔の出血を拭き取り、顔や手に触れることができるようにケアを行う。面会中の家族は、患者を目の当たりにして泣き崩れたり、倒れ込むことも予想されるため、看護師が家族に寄り添い椅子などの準備も整える。1回の面会は、心理的負担にならないように20分程度にとどめる。必要に応じて面会と退室を促す。

**2）面会前に患者の状況について説明する**

何の情報もなく駆けつけた家族に突然救命蘇生処置を見せることは、衝撃やストレスにつながる可能性もある。あらかじめ患者の状況を説明し、面会前にある程度の重症度・緊急度をイメージ・認識させることが重要である。

### 😺③退室時

患者を救命できなかった場合、家族には退室時に再び強い悲しみが押し寄せる。それは、治療が打ち切られたと認識し絶望感を抱くからである。治療室にいることで空虚な期待があったが、治療室を出ることで完全に患

者の死を認識しなければならず、現実を認識した言動に変化する。

　CPA 患者の家族に現実を認識した言動が見られたら、患者に起こった事実を最初から説明し、質問には誠実に答えることが大切である。また、残された家族が今後行わなければならない事務手続きの方法や帰宅する方法などを具体的に説明し、代行することも必要である。

●引用・参考文献
1) 日本蘇生協議会監. JRC 蘇生ガイドライン 2020. 東京, 医学書院, 2021, 50-1.
2) 前掲書 1). 116.
3) Jabre, P. et al. Family presence during cardiopulmonary resuscitation. N Engl J Med. 368 (11), 2013, 1008-18.
4) 日本救急医学会監. 標準救急医学. 第 5 版. 東京, 医学書院, 2014, 520p. 医学シリーズ
5) 山勢博彰編著. 救急・重症患者と家族のための心のケア：看護師による精神的援助の理論と実践. 大阪, メディカ出版, 2010.
6) 高山裕喜枝. 救急医療における終末期患者家族への援助. 家族看護. 1 (2), 2003, 63-70.

（林 智美・高山裕喜枝）

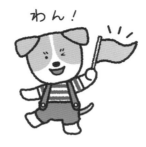

わん！

2章　救急での動きかた・患者のみかた〈実践〉❻ CPAOA（来院時心肺停止）

# ⑦ ショック

わん！

## はやわかり！ 患者のみかた・救急ナースの動きかた

### ショックとは

ショックとは、「生体に対する侵襲あるいは侵襲に対する生体反応の結果、重要臓器の血流が維持できなくなり、細胞の代謝障害や臓器障害が起こり、生命の危機にいたる急性の症候群」と定義されている[1]。循環障害の要因による分類が用いられ、表1[1]の4つに大別される。

侵襲あるいは生体反応が、循環の3要素である心臓のポンプ機能、血管抵抗、循環血液量のいずれかを破綻させた結果、重要臓器への血流が維持できなくなり、それに伴う組織の低酸素により、細胞および組織は障害を来し、やがて多臓器不全に陥るという一連の病態がショックである。つまり、ショックはた

だ血圧が低いということではなく、循環の3要素の破綻によって引き起こされた重要臓器への循環異常をいう。

### ショック患者のみかた

#### ①迅速評価

ABCDE（気道、呼吸、循環、中枢神経、脱衣と外表・体温）の評価を行う。その際、ショックの5徴候（5P）を観察する（表2）。ショックの5徴候のうち1つでも認めるとショックの可能性が高い。

#### ②一次評価

モニターを装着してバイタルサインを測定し客観的なデータをとり、ABCDE を評価す

表1 ▶循環障害の要因によるショックの分類と病態・原因（文献1を参考に作成）

| ショックの分類 | 病態 | 主な原因 |
|---|---|---|
| 循環血液量減少性ショック（hypovolemic shock） | 循環血液量減少（循環血液量の不足） | 出血、脱水、腹膜炎、熱傷など |
| 血液分布異常性ショック（distributive shock） | 血液分布異常（血管の異常） | アナフィラキシー、脊髄損傷、敗血症など |
| 心原性ショック（cardiogenic shock） | 心拍出量低下（心臓・ポンプの異常） | 心筋梗塞、弁膜症、重症不整脈、心筋症、心筋炎など |
| 心外閉塞・拘束性ショック（obstructive shock） | | 肺塞栓、心タンポナーデ、緊張性気胸など |

**表2 ▶ ショックの5徴候（5P）**

| 蒼白（Pallor） | 皮膚や粘膜の血管が収縮し、四肢や顔色が蒼白で冷たくなる |
|---|---|
| 虚脱（Prostration） | 脳血流の減少により、落ち着きがなく多弁になったり、不穏やうつろな表情、無意欲、意識消失となる |
| 冷汗（Perspiration） | 交感神経の過緊張から、全身が冷たくじっとりとする |
| 脈拍触知不能（Pulselessness） | 組織への血流を維持しようと心拍数の増加が起きるが、心拍出量は少なく、末梢の動脈触知ができなくなる |
| 呼吸不全（Pulmonary deficiency） | 組織の低酸素のため、呼吸数の増加や1回換気量を増やすなどして代償するため呼吸が促迫となる。また代謝性アシドーシスなどから起きる |

る。特に血圧を測定して80〜90mmHg未満であれば重度のショックと判断でき、直ちにABCDEの安定化を図る治療が開始される。

### ③二次評価

ABCDEの安定化を図りながら、ショックに陥った原因をアセスメントする。ショック離脱のためには原因に対する治療を早期に始めることが必要である。そのためにはSAMPLER（後述）などを用いて患者について漏れなく情報収集を行う。

### ショック患者に対する救急ナースの動きかた

ショックは急性に起こった全身性の循環障害である。ショックが遷延すれば臓器障害から死に至るため、緊急度・重症度はともに高い。トリアージレベルでいう蘇生レベル（生命を失う恐れがある状態）と同様に、すぐに治療を開始できるよう、マンパワーを確保し、救急カート、モニター装着、酸素投与、静脈路確保の準備をする。その際、リーダーナースはチームメンバーの役割分担を明確にし、相互に声を出し合い、復唱して確認し合う方法であるクローズド・ループ・コミュニケーションを活用する。

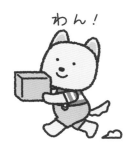

わん！

# ショック患者のみかた ✕

| 経過 | 患者 | ナース |
|---|---|---|

## 搬入前 10分

### 症例提示

**年齢・性別** 60代・男性
**現病歴** 屋外で作業中に急に倒れ1〜2分間、意識消失した。救急隊が患者と接触した時は嘔気を訴え、橈骨動脈触知微弱で麻痺はなく、意識レベルはJCS I桁だった。

### わん！POINT ①
### 準備と原因検索

橈骨動脈触知微弱であり、ショックに陥っているため、マンパワーの確保と救急カート、モニター、酸素投与、静脈路確保の準備をする。
ショックの原因検索が必要である。頭蓋内病変や心疾患、低血糖症状、作業中での外傷も考えられる。

## 搬入時 0分

### 迅速評価

**気道・呼吸** 発語あり、呼吸困難感あり、口唇チアノーゼあり。
**循環・意識状態** 橈骨動脈は触れない。血圧の低下がみられ、ショック状態である。呼びかけに開眼し、返答はできる。JCS II -10。
**外観** 苦悶様表情あり、全身に皮膚紅斑がみられる。

### 迅速評価から考えること

気道は開通しているが呼吸困難感がある。橈骨動脈触知ができないことから血圧は80mmHg以下と推測され、ショック状態は続いている。意識レベルの低下もあり虚脱状態である。
呼吸不全、血圧低下、意識障害などの症状から生理学的に著しく障害されている状態であり、緊急度は高いと判断できる。呼吸と循環の安定化を図りながら、ショックの原因検索を早急に行う必要がある。さらに全身の皮膚紅斑はいつから出現しているのか情報収集が必要である。

## 搬入後 5分

### 一次評価
バイタルサイン
**血圧** 63/40mmHg
**脈拍** 120回/min
**SpO₂** 90%（O₂ 5Lマスク投与下）
**呼吸数** 30回/min、呼吸音異常なし
**体温** 36.6℃
**意識レベル** JCS 10〜20
四肢麻痺なし、瞳孔径2.5mm同大、対光反射あり
**簡易血糖測定値** 110mg/dL

### わん！POINT ②
### ショックの対応（O₂・IV・モニター）

酸素投与と静脈路の確保、モニター装着をスタッフと手分けして行う。血圧が60mmHg台であり、細胞外液補充液の急速輸液を行う。意識レベルの低下はあるが、バイタルサインから頭蓋内病変と低血糖発作は否定できる。
意識レベルが低下しているが、処置ごとに患者への声かけは怠らない。

# 救急ナースの動きかたチャート ①

## 処置の予測

ショックと認識した場合、まずは心大血管系の疾患や消化管出血などからの出血性ショックを念頭に、静脈路確保、酸素投与、心電図モニター装着などを行う。

ショックは、速やかに治療が開始されることが重要だワン。患者情報をドクターや他のスタッフと共有し、病態を予測した受け入れ準備と現場の調整を行うことは救急ナースの役割として大切だワン！

表3 ▶ アナフィラキシーの症状 （文献2より改変）

| 分類 | 臨床症状 |
|---|---|
| Skin：皮膚症状（全患者のうち90％） | 全身蕁麻疹、血管浮腫、皮膚のかゆみ |
| Airway：気道 | 喉頭浮腫、咽頭浮腫、口蓋垂浮腫、喉の締めつけ感、嗄声、吸気時喘鳴 |
| Breathing：呼吸 | 喘息（呼気時喘鳴）、咳、呼吸苦 |
| Circulation：循環 | 血圧低下、弱い脈拍、ショック（成人90mmHg以下、または普段の血圧より30mmHg以上の低下）、立ちくらみ、めまい、失神、皮膚蒼白、脱力、失禁 |
| Diarrhea：消化器 | 下痢、腹痛、嘔吐、便意 |

## 全身の皮膚観察を怠らない！

アナフィラキシーショックでは、約90％に皮膚症状が認められ（表3）[2]、全身の皮膚の観察をおろそかにしないことが大切である。

ショックの5徴候のうち、「虚脱」「脈拍触知不能」「呼吸不全」の徴候がみられる。ABCDEの異常からも緊急度が高いことが判断できるワン。

## ショック時の末梢静脈路確保

ショックへの対応では、大量輸液を必要とすることも多く、末梢静脈路は18G以上の針で2ルートを確保することを原則とする。

静脈路確保は、頑張って太いゲージの留置針で確保するんだワン！

## 薬物療法の情報を確認する

β遮断薬の服用歴、心血管系疾患の既往なども、アドレナリン使用に際して関わってくる大事な事項である。

# ショック患者のみかた ✕

| 経過 | 患者 | ナース |
|---|---|---|

**搬入後 10分**

急激に SpO$_2$ が 85% まで低下し、吸気時の喘鳴が出現した。
血圧 82/60mmHg、脈拍 76 回 /min、呻吟あり。
全身の皮膚紅斑は変わらず、眼瞼腫脹あり。

### わん! POINT ③
### ショックに陥った原因検索
吸気時喘鳴、血圧低下、意識障害、皮膚の症状からアナフィラキシーショックが疑われることについて、ドクターと情報を共有する。

### アドレナリン投与の準備
アナフィラキシーショックに対する第一選択薬であるアドレナリン投与ができるようドクターに確認し、準備する。アドレナリンは筋肉注射で投与ができるように 1mL シリンジや注射針を準備する。

**搬入後 12分**

### わん! POINT ④
### アドレナリン投与
医師の指示のもと、アドレナリン 0.3mg を大腿前面外側に筋肉注射する。

### モニター管理
副作用として不整脈を誘発することがあるため、モニター管理を行い、異常の早期発見に努める。

**搬入後 15分**

吸気時の喘鳴は変わらず。SpO$_2$ 90%（O$_2$ 5L マスク投与下）のため、O$_2$ を 10L/min に増量した。
血圧 100/60mmHg
脈拍 70 回 /min

### 患者状態から考えること
喘鳴から喉頭浮腫による呼吸不全に陥っている。酸素投与を行っても十分な SpO$_2$ が保てなければ、バッグバルブマスク補助換気や気管挿管、輪状甲状靱帯穿刺・切開がいつでもできるように準備する。IgE 抗体の刺激を受けた肥満細胞が血管透過性を亢進させ、血管内脱水で循環血漿量が減少し血圧が低下している状態である。血管内脱水の補正のためにも大量輸液が必要になることを考慮する。

### その他の薬剤の準備を医師に確認
その他の薬剤投与を予測して、抗ヒスタミン薬やステロイド、H$_2$ ブロッカーの準備をドクターに確認する。

**診断**

### アナフィラキシーショックと診断確定
意識レベルが改善した患者から、ハチに刺された後から具合が悪くなったと確認することができた。呼吸・循環も安定し、全身の皮膚紅斑も軽減した。

### わん! POINT ⑤
### 患者・家族対応
患者へ経過を追って処置の内容を伝え不安の軽減に努める。患者から家族へ連絡する方法を確認する。アナフィラキシーショックの症状が二相性に出現する可能性を考慮し、入院を勧める。

## ドクター

使用する頻度は高くないが、気管挿管の準備や、咽頭・喉頭の浮腫などで気管挿管が困難になることもあるため、輪状甲状靱帯穿刺・切開などの準備もナースにはしておいてほしい。

ショックに陥った原因は何かをアセスメントしたいけれど、患者は意識障害。救急車の同乗者はなし。
バイタルサインや身体情報などの情報を駆使するワン！

### アナフィラキシー治療の第一選択薬：アドレナリン

アドレナリンには
- 肥満細胞からの脱顆粒の抑制
- 心筋収縮力の増強や血管収縮による血圧上昇
- 気道浮腫の抑制や気管支攣縮の抑制

などの作用があり、アナフィラキシーの病態に直接関わる薬剤である。
アナフィラキシーの治療には第一選択薬となっている。

アドレナリン 0.3mg を大腿前面外側に筋肉注射する。筋が大きく（吸収が速い）、皮下脂肪が薄い（筋肉に針が到達しやすい）という利点があるワン！

### メンバーを集める

その場に居合わせた医師だけではなく、麻酔科医や救急医など気道確保や全身管理に精通した医師を集めることも重要。

### その他の薬剤使用の目的

- ステロイドにはアナフィラキシーの緊急治療において有効とするエビデンスはないが、二相性反応の抑制、予防などの目的で使用される。
- 抗ヒスタミン薬は $H_1$ ブロッカーに加え、$H_2$ ブロッカーも併用されることが多く、併用することで、より効果を発揮するとされている。
- $\beta_2$ 刺激薬の吸入は気管支攣縮には有効とされている。

アナフィラキシーでは腸管粘膜がむくむと嘔吐・下痢・腹痛などの消化器症状が出現することもあるので注意するワン！

2章 救急での動きかた 患者のみかた〈実践〉 ⑦ ショック

# 看護のPOINT

チャート内の
わん！POINT を
解説するワン

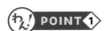 **POINT 1**

## ショック患者の受け入れ体制を整えるナースに求められる調整力

　ショックは急性に起こった全身性の循環障害である。ショックが遷延すれば臓器障害から死に至るため、緊急度・重症度はともに高い。症例のように、ショックと認知すればトリアージでいう蘇生レベルと同様に、すぐに治療を開始できるよう、救急カートの準備、酸素投与、静脈路確保、モニター装着は必須である。

　その他、搬送前の患者情報が得られる場合は、その内容に応じて準備ができる。例えば、大量に出血したという情報があれば、循環血液量減少性ショックが疑われる。輸液療法や輸血療法が行われることを予測し、温めた輸液を大量に準備したり、緊急輸血が行えるように調整する。施設により緊急輸血の手順が設けられていると思うので、事前にその手順を確認しておくとよい。

　胸部の不快感を訴えているのであれば、心原性ショックが考えられる。急性冠症候群を予測した準備として12誘導心電図やトロポニン測定用などの採血の準備ができる。また胸部を強打するような外傷があれば、緊張性気胸や心タンポナーデからの閉塞性ショックの可能性がある。緊急にドレナージができるよう準備が可能である。

　ショック治療では、ABCDEの安定化を図りながら、どのタイプのショックで、その原因は何かをアセスメントしながらケアすることが求められる。1人のナースが対応するのではなく、マンパワーを確保し、役割分担をした上で対応することが、早期に治療を始めるカギとなる。チームダイナミクスを発揮するためには、クローズド・ループ・コミュニケーションを活用する。例えば、リーダーが「Aさんは点滴の準備をしてください」とAさんに伝えたことに対し、Aさんは「点滴の準備ですね」と確認のために聞き返す。リーダーは「そうです」と確認したことを意思表示する、という方法である。チーム全体でショック患者をみるためには、ナースのコミュニケーションやリーダーシップの能力も大切になる。

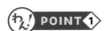 **POINT 2**

## 酸素投与・静脈路確保・モニター装着（O₂・IV・モニター）

### 🐾 酸素投与

　ショックと判断したら、どのタイプのショックでも組織は低酸素の状況にあり、酸素投与を行う必要がある。酸素の投与量や方法を迷った場合は、リザーバー付き酸素マスク10L/min 投与を行う。通常はSpO₂を測定し、その値に応じた酸素投与量を考慮するが、ショックでは末梢血管抵抗が上昇（「末梢が締まっている」と表現される）しているので、SpO₂の測定が不十分なことがある。そのために酸素投与が遅れることがあるので、最初から高濃度酸素投与を行うことが望ましい[3]。

### 🐾 静脈路確保

静脈路が確保されていなければ、早期に留置針を用いて静脈路を確保する。ショックが進行するにつれて「末梢が締まってくる」ので、静脈路確保が困難になる。

輸液量は、医師の指示を確認する。通常、心原性ショック以外は循環血液量が不足している状態なので急速輸液を行う。心原性ショックでは、治療薬を用いるまで静脈路が詰まらない程度に滴下する。

### 🐾 モニター装着

患者の状態を評価するために、モニター装着は欠かせない。バイタルサインはその場の一つの数値だけでは判断できない。バイタルサインはショック患者をみる際、迅速に利用できる、最も簡便で価値のある客観的な生理学的指標である。呼吸・脈拍・血圧・体温の4つの生体情報に加え、中枢神経系の指標である意識を追加し5項目として扱い、これらを数値化して客観的に評価する。また、経時的な観察を行い、ショックの進行の有無やショックの治療の評価を行う。

### わん！ POINT ③
## ショックに陥った原因検索を行う

ショックに陥った原因をアセスメントするためには、現病歴を確認することが必要である。ABCDE の安定化と同時に確認し、ショック患者の治療が速やかに開始されるようナースは動かなければならない。患者本人から情報が得られなければ、周囲にいた人へ確認する。SAMPLER（表4）などを用い、漏れのない情報収集を行う。

しかし、症例では、アセスメントしたいが患者は意識障害であり、救急車への同乗者がなかった。患者情報が得られなければ、目の前にいる患者のバイタルサインや身体症状などの情報を駆使しなければならない。表3で示したように、アナフィラキシーショックでは皮膚症状は全患者の90%に起こる。アナフィラキシーの診断では、蕁麻疹（Skin）もしくは疑わしい抗原曝露があり、かつ気道（A）、呼吸（B）、循環（C）、消化器症状（D）のうち1つがあれば、アナフィラキシーと診断し治療を開始する[4]。

現病歴の聴取が困難な場合であっても、ショックの5徴候のうち1つ以上を認め、さらに患者の主訴を関連づけて、想定される疾患をアセスメントができると、ショックの治療を早期に始めることにつながる（表5）[5]。

表4 ▶ SAMPLER

| S | Signs and Symptoms（徴候と症状） | どんな症状・所見がいつ起こったのか |
|---|---|---|
| A | Allergy（アレルギー歴） | 薬物・食物・環境因子に対するアレルギー歴 |
| M | Medication（薬物療法の情報） | どんな薬物を使用していたのか、その理由<br>最後に薬物を摂取したのはいつか？<br>注意：市販薬や違法薬物の使用を念頭に置く |
| P | Past medical history（既往歴） | 健康状態、既往歴、外科的治療の有無 |
| L | Last meal（最後の食事） | 最後に摂取した飲み物・食べ物とその時間 |
| E | Event leading to presentation（イベント） | 現病歴、いつ頃からどんな症状があり、どのように進展したのか、など |
| R | Risk factor（危険因子） | — |

表5 ▶ **緊急度の高い所見と想定される疾患の例**（文献5を参考に作成）

| 緊急度の高い所見 | | 想定される疾患 |
|---|---|---|
| 頭部外傷、頸部痛、四肢の麻痺 | | 頸髄損傷 |
| 胸腹部外傷、骨盤骨折 | | 大量血胸、腹腔内出血、後腹膜出血、緊張性気胸、心タンポナーデ |
| 持続する胸痛、背部痛 | 左の所見に加え、ショックの5徴候のうち1つ以上認める | 解離性大動脈瘤に伴う心タンポナーデ、心筋梗塞、肺塞栓 |
| 激しい腹痛 | | 腹部大動脈瘤破裂、腸閉塞、腹膜炎 |
| 吐血、黒色便 | | 消化管出血 |
| 蜂刺傷、薬剤投与後 | | アナフィラキシー |
| 持続する高熱・高体温 | | 敗血症、熱中症 |

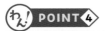 **POINT④**

## 救急でよく使うアドレナリン ～アナフィラキシーショックでのアドレナリン投与は？～

アドレナリンは、救急カートには必ず常備されている。アドレナリンの効果には、症例のチャートで示したように、昇圧、血管収縮、気管支拡張、粘膜浮腫軽減などさまざまあるが、アナフィラキシーでは、その病態に直接関わる薬剤である。

アナフィラキシーでは、心停止患者への投与方法と異なる。アドレナリンは全量ではなく 0.3～0.5mg を大腿前面外側に筋肉注射する。大腿前面外側は筋が大きいため吸収が速く、皮下脂肪が薄いため筋肉に針が到達しやすいという利点がある。さらに筋肉では、皮下より約4～5倍の速さで吸収される。ただし、副作用として不整脈を誘発する可能性があるため、モニター管理は怠らない。静脈注射は心室細動を引き起こす可能性があり、蘇生以外ではあまり使用しない。

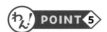 **POINT⑤**

## 忘れてはいけない心理的ケア

突然発症し、ショックという危機的状態に陥った患者は、周囲の慌ただしさに不安を抱く。身体的ケアを行うと同時に、患者の心理状態を理解した心理的ケアは大切であり、言動に注意し患者への説明には配慮する。また、家族への配慮も忘れない。

●引用・参考文献
1) 日本救急医学会用語委員会. "ショック". 医学用語解説集. https://www.jaam.jp/dictionary/dictionary/word/0823.html (2021年10月1日閲覧)
2) 山田淑恵ほか. アナフィラキシーショック. 呼吸器ケア. 12 (4), 2014, 390.
3) 三上剛人. ショック. エマージェンシー・ケア. 27 (5), 2014, 519.
4) 前掲書2). 391.
5) 早田修平. ショック. エマージェンシー・ケア. 27 (2), 2014, 171.
6) 石井浩統ほか. ショックとは何か. エマージェンシー・ケア. 24 (12), 2011, 1166-70.
7) 池上敬一ほか編著. 患者急変対応コース for Nurse ガイドブック. 東京, 中山書店, 2008.
8) 芝田里花. 救急患者のみかたの極意. エマージェンシー・ケア. 28 (4), 2015, 336-43.
9) 早川峰司. ショックマネジメント. Modern Physician. 31 (5), 2011, 531-3.
10) 村上貴子. アナフィラキシーショック. エマージェンシー・ケア. (298) 増刊, 2011, 193-9.
11) American Heart Association. BLS プロバイダーマニュアル AHA ガイドライン 2020 準拠. 東京, シナジー, 2021, 43-5.

（小笠原美奈・中畑潤一）

# ⑧ 吐下血

わん！

## はやわかり！ 患者のみかた・救急ナースの動きかた

### ワーストシナリオを考える

「吐血」または「下血」で患者が来院または救急搬送される場合、ワーストシナリオとして最も可能性が高いのは循環血液量減少性ショックである。フィジカルアセスメントとしては、この視点でABCDEアプローチ（表1）を用いて起こり得ることを予測しながら観察し、ショックか否か、ショック徴候の有無を判断する。

同時にバイタルサインチェックを行い、ショック指数を計算する（図1）。ショック指数とは、出血性ショックでの出血量の推定に有用な指標である。心拍数を収縮期血圧で除した値で、正常は0.5前後である。例えば収縮期血圧が80、心拍数が120の場合、120 ÷ 80 ＝ 1.5となり、この1.5がそのまま推定出血量として「約1.5Lの出血がある」と考え

診療に役立てることができる。ショック状態と判断されれば、まずはその離脱を最優先とし、その後、原因検索・治療を行う。

### 本当に吐血・下血なのか？

#### 吐血とは

吐血とは消化管からの出血が嘔吐反射により、口から体外へ排出されることである。一般的にはトライツ靭帯よりも口側からの出血であり、上部消化管出血の可能性が高いとされている。吐血はまれではあるが、胆道疾患や血管疾患でみられることもある。ただし、「口から血を吐いた」＝上部消化管出血とは限らない。喀血であったり、鼻出血を飲み込んだものを嘔吐した場合も、吐血という情報で搬送されてくる可能性がある。喀血では「咳とともに」「鮮紅色」で「泡沫状の血液」

表1 ▶ 吐下血のABCDEアプローチに基づく観察

| A（Airway） | 嘔吐に伴う誤嚥や窒息の可能性 |
| --- | --- |
| B（Breathing） | 代償性の呼吸数の増加、誤嚥によるSpO₂の低下など |
| C（Circulation） | 吐下血による循環血液量減少から頻脈や血圧が低下する可能性 |
| D（Dysfunction of CNS） | 血圧低下に伴う虚脱症状 |
| E（Exposure and Environmental control） | 消化管からの大量出血に伴う体温低下 |

CNS；central nervous system

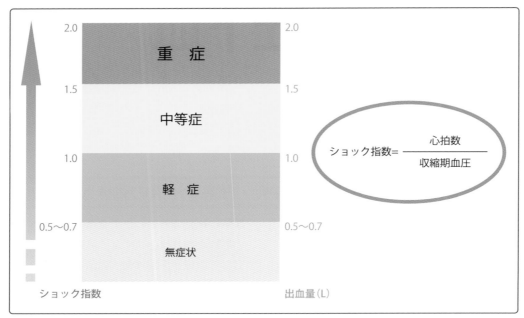

$$\text{ショック指数} = \frac{\text{心拍数}}{\text{収縮期血圧}}$$

**図1 ▶ショック指数と出血量**

という特徴があり、コーヒー残渣様の吐物は
胃からの出血が胃酸で変化したものであり、
嘔吐の状況と吐物の性状はその判断に役立
つ。

## 下血とは

　下血とは消化管の出血が肛門から排出され
ることであり、上部・下部を含めたすべての
消化管出血の可能性がある。この場合も吐血
と同様に、「おしりから血が出た」＝下血と
は断言できない。特に高齢者でオムツを使用
している場合などは、尿道や性器からの出血
であっても下血としての訴えとなることがあ
り、判別が重要となる。

## フィジカルアセスメント

　前述の ABCDE アプローチに加えて、表2
に示すような観察項目をチェックする。

## ハイリスクではないか

### 出血源の特定の順序

　一般的には、次の順序で出血源の特定を進
める。

①非消化管出血の可能性を否定
②吐物や便の性状を確認
③ ②が困難な場合は経鼻胃管挿入（静脈瘤が
　疑われる場合には大量出血につながる危険
　があるので見合わせる）による活動性出血
　の有無や、肛門指診による便の性状確認
④エコー・Ｘ線・CT などの検査

### 上部消化管出血の成因

　上部消化管出血の成因は、静脈瘤に起因す
るものとそれ以外とに分類される。非静脈瘤
性上部消化管出血の大半は胃・十二指腸潰瘍

表２▶吐下血で確認すべき観察項目

| 観察項目 | 吐下血との関連内容 |
|---|---|
| めまい、ふらつき、倦怠感 | 貧血の随伴症状<br>貧血の程度 |
| 眼瞼結膜の色 | |
| 頻回の嘔吐 | マロリー・ワイス症候群 |
| 眼球結膜の色 | 黄疸・肝機能異常<br>肝硬変➡静脈瘤 |
| 腹部症状（自発痛、圧痛、腹部膨満、腹水） | |
| 食事内容・旅行歴 | 下痢を伴う下血では感染症の可能性 |
| 便の性状（特に色調） | 出血部位の推定 |
| 体重減少 | 悪性疾患 |
| 服薬歴 | 消化性潰瘍のリスク薬使用の確認 |

からの出血で、ヘリコバクター・ピロリ感染と低用量アスピリンやロキソニン®、ボルタレン®などの非ステロイド性抗炎症薬（non-steroidal anti-inflammatory drugs；NSAIDs）が原因として重要である。従って、静脈瘤の可能性を考えることと、出血を助長したり、止血を困難にする要素の有無を確認する必要があり、以下の内容をチェックするとよい。

①既往歴に吐下血に関連するような疾患はないか（血液疾患、消化管出血、肝疾患など）

②抗凝固薬や抗血小板薬、ステロイドや非ステロイド性抗炎症薬の内服歴の有無

③凝固データに異常はないか

## 治療

薬物療法、内視鏡的止血、IVR（interventional radiology）、外科的治療の４つが主な治療法である。原因や状態に応じて選択されるので、その方向性に注目しながら看護にあたる。

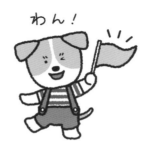

わん！

# 吐下血患者のみかた ✕

| 経過 | 患者 | ナース |
|------|------|--------|

**搬入前 10分**

**症例提示**

**年齢・性別** 70歳・女性
**現病歴** 就寝中に自宅でコーヒー残渣様の嘔吐が洗面器1杯程度あり救急要請。
**バイタルサイン** JCS 0、体温 36.8℃、心拍数 100回/min、血圧 100/50mmHg、呼吸数 20回/min、SpO$_2$ 98%
**既往歴** 心房細動、脳梗塞（後遺症なし）

### フル対応の準備を！

コーヒー残渣様、つまり吐血で、ショック指数は1.0である。既往歴から、抗凝固薬または抗血小板薬を内服している可能性が高く、体内で出血が持続していることが考えられる。今後ショック状態となる可能性があるので、フル対応できる準備をしておく。

**搬入時 0分**

JCS Ⅰ-1、体温 36.8℃、心拍数 120回/min、血圧 120/60mmHg、呼吸数 24回/min、SpO$_2$ 98%。眼瞼結膜は白、嘔気あり、皮膚湿潤軽度あり。腹痛なし。心房細動にてワルファリンを内服中。

### 誤嚥防止に努める

モニター装着、酸素投与2L開始、20G留置針で2ルートの静脈路確保実施。
ショック指数は1.0で変わりないが、心拍数が上昇傾向にある。抗凝固薬を内服しており、体内で出血が続いていると考えられる。嘔吐（吐血）に備え、側臥位にして誤嚥防止に努める。

**搬入後 20分**

経鼻胃管を挿入し胃内容物を確認
➡鮮血の液体が認められる。
直腸指診でタール便付着あり。

タール便はコールタール（または海苔の佃煮）のような黒色便のこと。上部消化管出血が50〜100mL以上で見られるワン！

**搬入後 30分**

採血結果：表3
消化器内科へコンサルテーション。
血液型A（＋）確定の連絡あり。

### わん！POINT 4

### 静注ビタミンKの使用を医師に確認

INR 4.4（正常値1.0）と延長しているので、ワルファリンの拮抗薬である静注ビタミンKを使用する可能性があり、ドクターに確認する。

**搬入後 35分**

胃管より鮮血血液が約200mL流出あり。
JCS Ⅰ-1、心拍数 130回/min、血圧 86/- mmHg、呼吸数 24回/min、SpO$_2$ 96%。

輸液は約1,000mL行われたが、ショック指数は1.5と悪化している。輸血が届いたら直ちに使用できるよう、輸血同意書の確認や加温装置を準備しておく。

# 救急ナースの動きかたチャート①

## わん！POINT①

### 検査指示

細胞外液の点滴2本、モニター、酸素投与、吸引、挿管の準備がされていることを確認。

採血は血算、生化学、凝固、感染症、血液型、クロスマッチまでを指示する。

緊急事態に備え、O型（+）の赤血球製剤とAB型のFFP（新鮮凍結血漿）の在庫数を確認しておいてほしい。

## わん！POINT②

### 本人・家族からの情報収集

輸液は初めの1本（500mL）を全開投与する。血液型が確定し次第、輸血オーダーをする。

身体診察とともに、本人・家族からの情報収集を行う。輸血が必要となる可能性を説明し、同意を得ておく。

血液が胃内に貯留してくると嘔吐反射を誘発するので、胃管は開放状態で管理しておくことを指示する。

## わん！POINT③

### GBSの値から緊急内視鏡検査を予測

Glasgow-Blatchford score（GBS）は12点。全身状態の安定化を図って、専門医により緊急内視鏡検査が実施されるであろう。輸血をオーダー。

出血は活動性であり、バイタルサインも不安定なので、静注ビタミンKを使用。

来院したらすぐにショック徴候（虚脱、冷汗、脈拍触知不可、呼吸不全、蒼白）の確認を！

### 表3 ▶ 採血結果

|  |  |
|---|---|
| 白血球数（WBC） | $5,700/mm^3$ |
| 赤血球数（RBC） | $300 \times 10^4/mm^3$ |
| ヘモグロビン（Hb） | 8.1g/dL |
| ヘマトクリット（Ht） | 24% |
| 血小板（Plt） | $21 \times 10^4/mm^3$ |
| INR | 4.4 |
| 尿素窒素（BUN） | 39mg/dL |
| クレアチニン（Cr） | 1.1mg/dL |
| GOT（AST） | 18IU/L |
| GPT（ALT） | 20IU/L |
| γ-GTP | 20IU/L |

WBC・肝機能（AST、ALT、γ-GPT）はいずれも正常範囲内である。

RBC・Hb・Htの値は、急性出血の場合には、出血量を正確に反映しているわけではないので、参考値にとどめておく。

血小板数は正常であるが、INRが4.4とかなり延長しており、いったん出血すると止血されにくい状態にある。BUNは高いが、クレアチニンはほぼ正常である。BUN/Crは42.9であり（正常値は10前後）、消化管出血に伴うBUNの上昇と考えることができる。

赤血球数・ヘモグロビン値・ヘマトクリット値は、急性出血の場合には出血量を正確に反映しているわけではないので参考程度にとどめるワン

# 吐下血患者のみかた ×

| 経過 | 患者 | ナース |
|---|---|---|

**搬入後 40分**

吐血の際には誤嚥・窒息に注意。嘔吐しそうな時は、すぐに顔を横に向け、誤嚥が防止できるよう環境を整えておくワン

### わん！POINT ⑤
**患者のバイタルサイン不安定を救急医に知らせる**
研修医より出血の原因検索のために造影 CT の指示が出る➡バイタルサインが不安定な状態なので、救急医に確認する。

**搬入後 45分**

JCS Ⅰ-1、心拍数 120 回/min、動脈圧 86/50mmHg、呼吸数 20回/min、SpO₂ 97%。
胃管からの出血量の著明な増加は見られない。

動脈圧モニタリングの準備・介助を行う。膀胱カテーテル留置により循環動態の経時的な観察を行う。

バイタルサインに大きな変化なく、輸血はノークロスマッチで取り寄せるかをドクターに確認する。

**搬入後 55分**

輸血は 37℃程度に温めながら投与する。出血性ショックでは「寒い」と感じることも多く、また体温低下による凝固障害を避けるためにも保温に配慮するんだワン

加温装置を使用し、濃厚赤血球輸血を開始する。新鮮凍結血漿は融解して、使用する準備を進める。

**搬入後 65分**

モニタリング下に緊急内視鏡検査 (EGD) を開始
JCS Ⅰ-1、心拍数 110 回/min、動脈圧 94/56mmHg、呼吸数 20 回/min、SpO₂ 97%。

### わん！POINT ⑥
**検査中の異常を見逃さない！**
内視鏡検査中はモニターから目を離さずに観察し、異常があれば直ちに医師に報告する。

内視鏡検査中、患者は言葉で表現することができないので、こまめに声をかけたり、表情の変化からも苦痛や不安などの訴えを読み取るようにするワン！

**診断**

EGD の結果、出血性胃潰瘍で stage A1 (表4)
HSE（高張ナトリウム・エピネフリン）＋クリップにより止血を確認。
JCS Ⅰ-1、心拍数 90 回/min、血圧 100/60mmHg、呼吸数 20回/min、SpO₂ 98%。

処置が無事に終了したことを伝え、安心感を与える。咽頭麻酔の効果が残っているので、唾液は吐き出すよう伝え、可能であれば口腔ケアの介助をする。

# 救急ナースの動きかたチャート ②

## 継続的な全身状態評価のために動脈圧モニタリングと膀胱カテーテル留置を指示

上部消化管出血があることは明らかであり、さらなる原因検索は全身状態が不安定なこの段階では不要なので、CT検査は保留とすることを研修医に説明。それよりも継続的な全身状態評価のために、動脈圧モニタリングと膀胱カテーテル留置を指示。〈救急医〉

意識障害やショックなどの状態で誤嚥のリスクが高い場合には、挿管による確実な気道確保を考慮するワン！

## クロスマッチ終了を待って輸血を決定

ノークロスマッチでの輸血に関して検査室へ問い合わせると、あと約10分程度でクロスマッチ完了の見込みとのこと。頻脈はわずかながら改善傾向であり、あと10分程度ならクロスマッチ終了を待って輸血することを医療チームで情報共有。〈救急医〉

輸血をどの段階でノークロスマッチで行うかの明確な指標はなく、患者の状態と、あとどれくらいでクロスマッチが完了するのかを総合してドクターが判断するので、ドクター・検査室や輸血管理部門との連携が大切だワン

## 内視鏡検査に立ち会う

内視鏡検査を担当するドクターが全身管理も併せて行うことは難しいので、可能な限り止血が完了してバイタルサインが安定するまでは、立ち会うようにする。やむなくその場を離れる場合もあるので、担当ナースは変化があればすぐに報告してほしい。〈救急医〉

EGDの結果と入院後の治療方針について本人・家族へ説明。〈消化器内科医〉

表4 ▶ 消化性潰瘍の分類

| | | | |
|---|---|---|---|
| A | 活動期<br>(Active Stage) | A1 | 潰瘍辺縁は浮腫状であり潰瘍底は黒苔で覆われている |
| | | A2 | 辺縁の浮腫は改善し潰瘍底は白苔により被覆されている |
| H | 治癒期<br>(Healing Stage) | H1 | 潰瘍辺縁に再生上皮の出現を認める |
| | | H2 | 白苔は薄く縮小し再生上皮の部分が拡大している |
| S | 瘢痕期<br>(Scarring Stage) | S1 | 再生上皮による被覆が完成し白苔は消失（赤色瘢痕） |
| | | S2 | 再生上皮による被覆が完成し白苔は消失（白色瘢痕） |

# 看護のPOINT

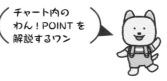

チャート内の
わん！POINTを
解説するワン

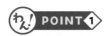

## 緊急時の輸血

　循環血液量減少性ショックの場合、一刻を争って輸血が必要となるケースがある。厚生労働省からは「血液製剤の使用指針」[1]が示されており、緊急時の輸血についても記載されている。救急隊からの事前情報の段階ではショックとは言いにくい場合でも、病態の進行によってその可能性が考えられる場合には、輸血管理部門にO型（+）の赤血球製剤（red blood cell；RBC）とAB型の新鮮凍結血漿（fresh frozen plasma；FFP）の在庫がどれくらいあるかを確認しておくことが望ましい。さらに「出血性ショックの患者が搬送されてくるので、緊急な払い出しを依頼する可能性がある」ことを伝えておくと、時間の短縮につながる。

　表5はA病院の緊急時輸血マニュアルに記載されている緊急度区分である。各施設における「血液型確定まで」「交差試験終了まで」の目安時間を把握しておくとよい。院内体制

が未整備の場合は、あらかじめ整備しておくことが望ましい。

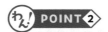

## 初期対応〜OMI〜

　初期対応はOMI（Oxygen：酸素、Monitor：モニター、IV：血管確保）で覚える。血管確保、モニター装着と、必要に応じて酸素投与を行う。静脈路確保は、ショック徴候を認める場合には、大量の輸液や輸血を考慮して2カ所でなるべく太めの針で行う。難しい場合には、最初の1本は細めの針でもかまわないので、とにかくまず1ルートを確保し、輸液を全開で投与することが大切である。

　ショック時の第一選択輸液は乳酸加リンゲル液（ラクトリンゲル®、ハルトマン®など）である。まずは15〜30分程度で500〜1,000mLの急速投与を行い、バイタルサインを評価する。これで反応が乏しい場合には、代用血漿製剤の使用や輸血の開始を考慮することになる。厚生労働省の「血液製剤の使用指針・別添2」[2]では、「消化管出血における急性貧血

表5 ▶ 緊急時の輸血・緊急度分類（A病院 緊急時輸血マニュアルより）

| 緊急度（輸血開始までの目安時間） | 輸血 |
| --- | --- |
| 緊急度Ⅰ（直ちに） | 血液型を確定する時間的余裕がない場合<br>➡ O型RBC輸血、FFP、PC（濃厚血小板）はAB型<br>（血液型判定が困難な場合や同型RBCが不足し、血液センターからの供給が待てない場合も緊急度Ⅰの対象となり得る） |
| 緊急度Ⅱ（約30分） | 血液型は確定できるが、交差試験を行う時間的余裕がない場合<br>➡ ABO同型RBCをノークロスで輸血 |
| 緊急度Ⅲ（約1時間） | 血液型が確定し、交差試験終了後、直ちに救急外来で輸血する場合<br>➡ 通常通りの輸血 |

において、トリガー値を Hb 7g/dL とすることを強く推奨する。また Hb 価 9g/dL 以上では輸血しないことを強く推奨する」とされている。

どのような場合でもモニターでバイタルサインの変動を評価しつつ、医師に相談しながら輸液・輸血の速度を考える。昇圧薬は血管の収縮により血圧を上昇させるが、腎臓などの臓器へ至る血管の収縮は臓器血流障害につながるので、血圧が低い場合でも、出血性ショックの初期段階では使用しない。輸液➡輸血が原則となる。

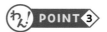
POINT ③

## Glasgow-Blatchford score (GBS)

GBS は上部消化管出血のリスクを層別化するためのスコアで、治療介入の要否、再出血のリスク、死亡のリスクを予測するのに役立つ（表 6）。救急外来では主に緊急内視鏡適応の判断指標として有用とされている。総合点が高いほどハイリスクであり、逆に総合点が 0 点に近ければ、緊急内視鏡の必要性はかなり低いといえる。参考値として、6 点以上は緊急 EGD（esophagogastroduodenoscopy；上部消化管内視鏡検査）のリスクが 50％以上、0 点であれば超低リスクであり入院の必要がない、

表 6 ▶ Glasgow-Blatchford score

| 項　目 | 内　容 | スコア |
|---|---|---|
| BUN（mg/dL） | ≧ 18.2、＜ 22.4 | 2 |
| | ≧ 22.4、＜ 28.0 | 3 |
| | ≧ 28.0、＜ 70.0 | 4 |
| | ≧ 70.0 | 6 |
| 男性ヘモグロビン（g/dL） | ≧ 12、＜ 13 | 1 |
| | ≧ 10、＜ 12 | 3 |
| | ＜ 10 | 6 |
| 女性ヘモグロビン（g/dL） | ≧ 10、＜ 12 | 1 |
| | ＜ 10 | 6 |
| 収縮期血圧（mmHg） | 100〜109 | 1 |
| | 90〜99 | 2 |
| | ＜ 90 | 3 |
| その他 | 脈拍≧ 100/min | 1 |
| | 黒色便あり | 1 |
| | 失神発作あり | 2 |
| | 肝臓疾患 | 2 |
| | 心不全 | 2 |

2点以下でも低リスク、3点から高リスクである。

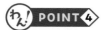 POINT 4

## INR（正常値：1.0）

抗凝固療法は、一般的にはINR（プロトロンビン時間国際標準比）1.5〜2.0程度でコントロールされていることが多い。2010年の『非静脈瘤性上部消化管出血ガイドライン』[3]では、血液凝固系、血小板数はPT-INR 1.5以下、血小板数5万/μL以上を目標に管理することが望ましいと考えられている。

ワルファリンの拮抗薬としての即効性を求めて静注ビタミンKを使用するかどうかは、患者の全身状態と病態により医師が総合的に判断するが、看護師はオーダーが出たらすぐに対応できるように、ストック薬品の確認などをしておくとよい。

血小板数と出血傾向という視点で考える場合は、下記のような目安となる。

- 5万/μL未満：出血しやすく、小さな外傷でも紫斑が認められ、粘膜面での小手術で出血。
- 2万/μL未満：点状出血が認められ、誘因なく出血する危険性が高まる。

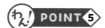 POINT 5

### まずは全身状態の安定化を最優先

ガイドラインでは、「上部消化管出血に対しては、初期治療として輸液によるバイタルサインの安定化をまず行うべきである。動脈性出血など内視鏡的止血に頼らなければバイタルサインの改善が望めない場合、十分量の輸液負荷とモニタリング下で内視鏡止血を施行する」[3]と記載されている。

医師によっては原因検索を重要視するあまり、不安定な全身状態であっても、救急外来から出向かなければ行えないようなCT検査をオーダーすることがあるかもしれない。看護師は現在の状態を正しくアセスメントし、患者にとって安全が守られない可能性が考えられる場合には、判断理由を伝えて医師に確認するべきである。この場合、指示医は研修医であるので、経験や判断が十分とはいえない可能性もあり、チーム医療を推進する上でも上級医や専門医にも相談するのがベストである。

下血の場合、出血や食物残渣により緊急内視鏡検査が行いづらいことが多く、CT検査は出血源を確認する上で非常に重要な検査となる。しかし、そのような場合でもバイタルサインの安定化を図り、CT検査が安全に行えることを医療チームで確認した段階で、モニタリングしながら医師とともに搬送するなど慎重な対応が必要である。CTは検査室への移動や撮影に時間を必要とするだけでなく、モニタリングや観察が不十分となる可能性もある。さらに急変時の対応が厳しい環境にあることを忘れず、得られる情報と全身状態とを総合的に判断し実施するべき検査であることを看護師も理解しておく必要がある。

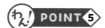 POINT 6

### 緊急内視鏡検査時の対応

内視鏡検査を実施している医師が注目しているのは当然のことながら、内視鏡モニター画面である。「出血源を確認し、止血する」ということに集中していると言っても過言ではない。そのような状況で、モニター確認、輸液・輸血管理、患者の精神的援助など、すべてのことに対応するのは困難である。重症

度が高い場合、理想的には全身管理担当医師・看護師・内視鏡実施医師・内視鏡介助者（医師または看護師）の4人での対応が望ましい。一般的に患者にとって、吐血（下血）という体内から自分の血が出ていることを自覚した場合、「死ぬのではないだろうか」と不安に感じている可能性は高い。緊急内視鏡検査時はバイタルサインを含めた身体的な安全管理はもちろんのこと、不安の軽減をどのように行うことができるかも看護師の重要な役割である。

**●引用・参考文献**

1) 厚生労働省医薬・生活衛生局血液対策課. " 血液製剤の使用指針". 輸血療法の実施に関する指針. 平成17年9月（令和2年3月一部改正）. https://www.jrs.or.jp/uploads/uploads/files/information/kouroushou03.pdf（2021年10月1日閲覧）
2) 厚生労働省医薬・生活衛生局. 血液製剤の使用指針. 別添2. 平成31年3月. http://yuketsu.jstmct.or.jp/wp-content/uploads/2019/03/4753ef28a62e4485cb6b44f92ebad741.pdf（2021年10月1日閲覧）
3) 藤城光弘ほか. 非静脈瘤性上部消化管出血における内視鏡診療ガイドライン. 日本消化器内視鏡学会雑誌. 57 (8), 2015, 1648-66.
4) 石川雅健. 急性消化管出血. 救急医学. 28 (3), 2004, 330-3.
5) 田中敏春. 吐血・下血. 救急医学. 36 (3), 2012, 325-32.
6) 竹島史直. 消化管出血を診た時の初期治療方針. 日本医事新報. 4548, 2011, 82-5.

（奥田晃子）

わん！

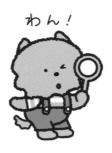

2章　救急での動きかた・患者のみかた《実践》❽吐下血

# ⑨ 脱水

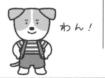

わん！

### どんな病態か知るところから「患者のみかた」は始まる！

#### 脱水ってどんな状態？

　脱水とは全身の体液量が減少している状態である。特に小児では、水分の出入りが多く脱水になりやすいといえる。また、加齢により細胞内液量が低下したり、口渇中枢の機能が低下する高齢者においても脱水になりやすい。予備力の低い小児や高齢者では生命の危機につながりやすいため、予防に努めるとともに、異常の早期発見・対応が重要となる。本項では、「脱水」と「高齢者」に焦点を絞り、解説していく。

### 次にどんな病態分類があるか詳しく知ろう！

#### 脱水の種類とその症状

##### 🐱 高張性脱水（水欠乏性脱水）

　主に水分が欠乏した状態であり、細胞内液が細胞外に移動し循環血液量を保とうとする働きによって起こる。発熱を来す感染症や熱中症、水分摂取不足、消化器疾患による嘔吐や下痢などが原因となる。細胞内脱水を主体とした症状が出現し、主に口渇、口腔・舌の乾燥がみられることが多い。

##### 🐱 低張性脱水（ナトリウム欠乏性脱水）

　水分よりナトリウムが不足した状態であり、細胞外液が著しく減少している。高齢者では腎臓でのナトリウム保持能が低下しているため、このタイプの脱水が発症しやすい。原因としては、消化器疾患による嘔吐や下痢、大量の発汗などがある。医療現場においては、利尿薬や低張性輸液の使用により起こることも多い。症状としては、細胞外液減少による血圧低下や倦怠感などが起こる。

##### 🐱 等張性脱水（混合性脱水）

　水分とナトリウムが同時に大量に失われた状態である。原因としては発熱や下痢、熱傷、出血などである。症状としては、口渇や悪心、痙攣は起こりにくいが頻脈や血圧低下などの循環不全を呈することが多い。高齢者で最もみられるものだと一般的にいわれている。

### どんな症状で「脱水患者」はやってくるのか!?

　脱水ではさまざまな症状が現れる。
　代表的な症状として、以下が挙げられる[1]。

●皮膚粘膜所見
　・腋窩乾燥（特異度：82％、感度50％）

- 口腔粘膜乾燥（特異度：58%、感度 85%）
- 舌縦皺（特異度：58%、感度：85%）
- 舌乾燥（特異度：73%、感度：59%）
- 眼球陥没（特異度：82%、感度：62%）
- 神経学的所見
  - 意識混濁（特異度：73%、感度：57%）
  - 四肢脱力（特異度：82%、感度：43%）
  - 発語不明瞭（特異度：82%、感度：56%）
- 起立性変化
  - 脈拍増加（＞30回/min）：（特異度：75%、感度：43%）
  - 収縮期血圧低下（＞20mmHg）：（特異度：81%、感度：29%）

- 静脈再充満時間
  - 遅延（＞2秒）（特異度：95%、感度：34%）
※感度：疾患を有するもののうち正しく陽性となる確率、特異度：疾患を有さないもののうち正しく陰性となる確率

## 高齢者の特徴を知っておこう！

高齢者を看る上では、高齢者のことを知ろう（表1）[2]。

表1 ▶ **高齢者の特徴** （文献2より改変）

- 症状・所見が乏しく非典型で、経過も非典型である
  家族が「いつもと違う」「元気がない」と連れてきた高齢者が重篤な疾患であり得る
- 複数の疾患、多臓器にわたる健康問題を有する
- QOLや療養の場などさまざまなアウトカムを勘案した臨床判断が求められる
- 社会的問題が関与していることが多い
- 環境面が大いに影響する
- 高齢に伴う精神的問題がある
- 高齢者とくくらないように留意する
  元気な高齢者も多く「個人差も大きい」ので単に年齢だけで判断しないようにする

# 脱水患者のみかた

| 経過 | 患者 | ナース  |
|---|---|---|

**搬入前 5分**

### 症例提示

| 年齢・性別 | 70歳・女性 |
|---|---|
| 主訴 | 嘔気、嘔吐 |
| 現病歴 | 2週間前から全身倦怠感が強く経過を見ていたが、昨日から嘔吐が頻回にあり、動けなくなったため救急要請した。 |

### 見逃し厳禁の疾患想起と環境調整

嘔気・嘔吐でまず怖い病気、見逃してはいけない疾患を想起する。
医療チームで情報を共有し物品や環境を調整する。
〈嘔気・嘔吐で見逃してはいけない疾患〉
消化性潰瘍、急性胆嚢炎・膵炎、イレウス、心筋梗塞、高カルシウム血症、頭蓋内病変、髄膜炎、脳炎など

**搬入後 3分**

### バイタルサイン

| 呼吸数 | 24回/min |
|---|---|
| 脈拍 | 95回/min |
| 血圧 | 144/88mmHg |
| 体温 | 36.0℃ |
| SpO₂ | 99% |
| 意識 | JCS 0 |

### 迅速評価・一次評価

迅速評価・一次評価を実施し、呼吸が速いことが気になる。
重篤な疾患が起こっていることを予測し、迅速に検査、治療が進められるように静脈路の確保、採血を実施する。
ドクターに必要な検査項目を確認する。

**搬入後 5分**

静脈路の確保、点滴開始、採血

**搬入後 10分**

### フィジカルアセスメント

| 呼吸音 | 清明 |
|---|---|
| 腹部 | 軟らかく圧痛なし |
| 心音 | 過剰心音、心雑音なし |
| 皮膚 | 腋窩乾燥あり、浮腫なし<br>ツルゴール低下<br>口腔粘膜乾燥あり<br>舌乾燥を認める |
| 四肢の動き | 左右差はないが、動作は緩慢 |

### 見逃してはいけない疾患がないか、身体診察を行い評価する

発熱がないことから炎症性疾患は考えにくい。しかし、嘔気を呈する心筋梗塞もあるため心臓の壁運動や心筋障害マーカー（トロポニン、CK-MB）での評価が必要である。

**搬入後 10分**

胸部X線、心臓超音波検査を行う（表2）。

### わん！POINT 1
### 身体診察結果のアセスメント

身体診察の結果、口腔粘膜乾燥・腋窩乾燥・四肢脱力などから脱水があることが分かる。脱水は他の疾患によって二次的に起きていることもあるため、他に隠れている疾患はないか観察を進める。

# 救急ナースの動きかたチャート ①

## 鑑別疾患・検査の予測と重症度の推定

鑑別疾患を想起し、それに応じて必要な検査アプローチを予測する。
患者背景や救急隊からの報告をもとに、重症度を推定する。

医療チームで情報を
共有することが大切だワン!
考えていることを
話し合おう

## バイタルサイン安定化を最優先

バイタルサイン安定化を最優先する。
患者の状態を見て、適切な人員や資源の配置・検査の順序を考える。

呼吸数が多いときには、
重篤な状態であることが
多いワン

## 病歴／身体所見の聴取

致死的疾患の除外を行う。
ナースが行った観察の内容は、声に出して共有してほしい。

なぜ脱水になって
いるのかを考えることが
大切だワン!

表2▶胸部X線と心臓超音波検査の結果

| 胸部X線所見 | 浸潤影なし、心拡大なし |
| --- | --- |
| 心臓超音波所見 | 壁運動低下なし、IVC（inferior vena cava：下大静脈）虚脱傾向 |

## 帰宅可能？ 専門医にコンサルトは必要？

「この患者さんは補液で帰宅可能なのか」
「入院が必要か、専門科へのコンサルトは必要か」
について、大まかな判断を行う。

# 脱水患者のみかた ✕

| 経過 | 患者 | ナース |
|---|---|---|

**搬入後 15分**

### 付き添いの娘に問診
**既往歴** 高血圧（内服）
**生活歴** 独居。ADL 自立。内服自己管理可能。認知機能は問題なし。

### 生活状況を聴取
いつもはしっかり話すのに、1週間前から動作も緩慢で、ぼーっとしていることもあり、<u>なんだか元気がない</u>。徐々に自分でできることが少なくなっていたため介護保険の申請をしようとしていた。

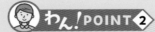**わん! POINT ②**

### 家族への問診結果から考えること
日常生活の問診を行うことで、普段は生活能力が高いことが分かった。現在の動作の緩慢な様子は通常からの乖離が大きく、重篤な疾患がある可能性が高い。
娘も本人が今後も独居生活を送っていくことが困難と感じている。入院すると ADL が低下することが考えられるため、今後の生活の再構築は重要な看護介入となる。

**搬入後 20分**

### 血液検査の結果（表3）
Na 107mEq/L と低ナトリウム血症を認めるため、輸液を生理食塩液で継続する。
追加検査として尿検査を実施。

**わん! POINT ③**

### 「低ナトリウム血症」から考えること
低ナトリウム血症がある場合、脳浮腫を起こすことがあるため、この後は頭部 CT が必要となるだろう。
また、急激なナトリウムの補正は浸透圧性脱髄症候群を起こす可能性もあるため、投与速度に注意する。

**搬入後 20分**

### 本人から問診
心臓が悪いと言われたことはない。最近、下痢はしていないが3日前から嘔吐するようになった。最近始まった薬もないが、熱中症になるのが怖いからと1日 3L ほど水は飲んでいた。

**わん! POINT ④**

### 本人への問診結果から考えること・行うこと
本人に問診を行い、なぜ低ナトリウム血症になっているかの原因を検索する。
ここで得た情報をドクターに報告し、診断や退院後までを見越した今後の方針決定に役立ててもらう。救急医療チームで情報共有を行い、継続した看護ができるように病棟スタッフに引き継いでいく。

**診断**

### 水の過剰飲水による低張性脱水

# 救急ナースの動きかたチャート②

## 鑑別疾患を絞っていく

得られた情報から鑑別疾患を絞っていく。
患者は想像以上に自分の病態を理解していることがあり、解釈モデルを問診すると、診断の一助となることがしばしばある。

普段の患者の状態を知ることで見えてくることもあるワン！

## 症候性低ナトリウム血症の診断

症候性低ナトリウム血症と診断がついたため、①原因検索を進めつつ、②補正を行う。
低ナトリウム血症の鑑別は、総体液量の過剰、変化なし、過小で分類する。
この患者は口腔内/腋窩乾燥がみられており、総体液量は減少していると考える。

表3 ▶ 血液検査の結果

| WBC | 4,100/μL | CRP | 0.8mg/dL | BUN | 16mg/dL |
|-----|----------|-----|----------|-----|---------|
| RBC | 459万/μL | CK | 146IU/L | Cr | 0.44mg/dL |
| Hb | 13.4g/dL | AST | 32IU/L | Na | 107mEq/L |
| Ht | 36.3% | ALT | 9IU/L | K | 4.0mEq/L |
| Plt | 26.9万/μL | LDH | 186IU/L | Cl | 74mg/dL |
| GLU | 126mg/dL | Ca | 9.2mg/dL | | |

## 家族への説明

電解質異常は生命維持に直結する異常であり、今後治療を行っても状態悪化の可能性があり得ること、後遺障害を残す可能性を家族に説明しておく。
家族と話をしたいので、誰がキーパーソンであるのか、患者背景が聴取できていれば教えてほしい。
ナースの問題としていることが明らかであれば、病状説明前に教えてもらえると、病状説明もスムーズにいくことが多い。

方針決定を行うときには退院後の生活を見越して、家族と医師と話し合いをすることが大切だワン！

2章 救急での動きかた・患者のみかた〈実践〉❾脱水

# 看護のPOINT

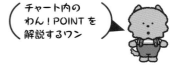

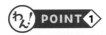

## なぜ脱水になっているかを考える

　前述したように、身体所見から「脱水になっている」と判断することは容易である。また、採血のデータを見て、「あー、脱水になっているな」と考えることは、通常よくあることだろう。しかし、脱水が起こるには原因があるはずである。その原因を探っていくことが重要だといえる。特に高齢者や小児では症状を正確に伝えることができないことが多い。よって、その脱水の原因を私たちが探っていくことが重要である。

> 要点：脱水を見つけたら、原因を予測し観察を実施し、原因を検索する

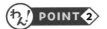

## 普段の患者の様子を知ることは、病状予測の第一歩

　患者の身体評価のみ行っていると、病気の本質を見失うこともある。また、状態が急変し救急車で運ばれてくる時にはその患者の本当の問題点が見えてくることが多い。

　救急車で運ばれてきた患者の受け答えがかみ合わないときは「認知症なのかな？」、ベッド上から動けない様子を見て「寝たきりなんだろうな？」と思っていないだろうか。本当にそうなのだろうか？

　症例の患者は、一見どこにでもいるような日常生活動作（activities of daily living：ADL）の低下した高齢者かもしれない。しか

し、家族から話を聞くと、独居も可能なほどADL は保たれていた。私たちは「元気がない」のは年のせいだろうと思ってしまいがちである。この患者は 1 週間前から徐々に ADLが低下している。ADL 低下は急性疾患のサインであることも多い（表 4）[3]。普段の患者の様子をイメージできるように家族から情報収集を行い、家族から得た情報を医師と共有し、診断の材料にしてもらおう。

## 普段の患者を知るために……情報収集のポイント

　普段の患者を知ることの重要性はお分かりいただけたと思うが、「じゃあ、どうやって聴くの」という皆さまの疑問にお答えする。

### 🐷 基本的 ADL と手段的 ADL

　高齢者の生活を知る上で、「基本的日常生活動作」と「手段的日常生活動作」を知っておく必要がある（表 5）。衣食住という生活に必要な基本的 ADL と、社会生活を行う上で必要な手段的 ADL に分けて聴取することで、どれだけの生活能力があるかを評価できる。

### 🐷 現在の介護度や社会資源の活用、家族の介護力

　介護申請を行い、今の介護度や利用している社会資源について情報収集しよう。介護度や、社会資源の利用について聞くと、その人がどのようにして地域で生活しているのかがみえてくる。救急外来から帰宅となった時も「この患者さん家に帰って大丈夫かな」と思った時には、ケアマネジャーがいればそこに連絡をしてつなぐということも救急外来の看

**表4 ▶ 高齢者の「元気がない」は重病のサインかも**

● ADL の低下が重篤疾患の唯一の症状であることも多い（痛がらない、熱も出ない）
● 「元気がない」高齢者の 4 大急性疾患をマークせよ
　　心血管疾患（急性心筋梗塞・心不全）　感染症　慢性硬膜下血腫　貧血

岩田充永. "高齢者の「元気がない」は背後に重病の影あり". 高齢者救急：急変予防＆対応ガイドブック. 東京, 医学書院, 2013, 33. より抜粋

**表5 ▶ 基本的日常生活動作（ADL）と手段的日常生活動作（ADL）**

| 基本的 ADL | | 手段的 ADL | |
|---|---|---|---|
| Toileting | 排泄 | Shopping | 買い物 |
| Hygiene | 衛生（入浴、歯磨きなど） | Housework | 家事（掃除や洗濯など） |
| Eating | 食事摂取 | Accounting | 金銭管理 |
| Ambulating | 歩行、移動 | Food preparation | 食事の準備 |
| Dressing | 着替え | Transport | 乗り物を利用した外出 |

護師には求められる。

　また、もともとの生活状況が分からない時などは入院後すぐの連携をとり、患者の生活状況などを確認すると、普段との乖離があるがどうかも具体的に分かるようになる。

**😺 いつから普段の生活ができなくなったか**

　高齢者の日常生活能力がある程度分かり、どのような生活をしていたかが明らかになった後には、「いつから普段の生活ができなくなったのか」に注目しよう。

　看護師は、病棟業務の中でも生活背景の聴取（アナムネということが多いでしょうか？）を行うだろう。そこでは、病棟メンバー全員が患者の生活を共有するために具体的に話を聞くと思う。その看護師が得意であるアナムネ聴取をここで発揮しよう。

　いつから、どのように生活が変化したかを聴取することで、変化が急激なのか緩徐なのかを知ることができる。変化が急激なのか、数カ月なのか、数年なのかによって、目の前の患者に何が起きているのか予測することができる。聴取した情報は医師と共有し、漠然とした情報を明確な情報にしていこう。それ

が診断につながることもある。

要点：普段の患者を知ることで、患者の真の問題が見えてくる

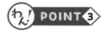

## 急激なナトリウム補正はキケン

　「ナトリウムが低いから、補正すればいいんでしょ。先生、投与速度と濃度、これでいいんですか!?」と考えているあなた。知っているだろうか？ 急激なナトリウムの補正が引き起こす結果を……。

**😺 浸透圧性脱髄症候群を知っていますか？**

　低ナトリウム血症の急激な補正によって、脳細胞内外が相対的に高張力となるため、脳細胞内水分の細胞外への移行が起こり、脳細胞が虚脱することにより生じる。脳の中でも橋が最も鋭敏に反応するといわれている[4]ため、以前は「橋中心浸透圧性脱髄症候群」と呼ばれていたが、最近では橋以外の脱髄病変が現れることもあるため「浸透圧性脱髄症候群」と呼ばれている。

**😺 どんな症状が出るの？**

　浸透圧性脱髄症候群の症状としては、無言

症、構音障害から始まり、最終的には昏睡となる。最も有名なのは、強直性四肢麻痺と仮性球麻痺である。

### 🐱 どんな時に緊急に補正が必要なの？

低ナトリウム血症により脳浮腫を来しているときには、急激な補正のメリットがデメリット（浸透圧性脱髄症候群）を上回ると考えられるため、緊急で補正が必要となる。

脳浮腫が考えられる症状を以下に挙げる。

脳浮腫がある＝頭痛、嘔気・嘔吐、無気力、
意識障害、痙攣、昏睡など
このときには、緊急でナトリウムの補正が必要となる

### 🐱 じゃあ、補正はどうするの？

補正には3％高張食塩水を使用する。補正の速度は以下のようにする。

・最初の24時間の補正は、
　Δ[Na] ≦ 10mEq/L/24h にとどめる
・その後の補正は、
　Δ[Na] ≦ 8mEq/L/24h にとどめ
・血清[Na] ＝ 130mEq/L に達したら、
　補正は終了する

補正を開始した後は、患者の状態変化やNa値に注意し観察を行おう。

要点：ナトリウムの補正は慎重に。緊急で補正する適応を知ろう

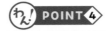

## POINT④

## 退院後の生活を見越した方針決定を行おう

患者の普段の生活を知ることが、病状予測や看護上の問題点の抽出に有用であることを述べた。救急外来では患者の生命を守るために呼吸・循環の安定化を図り、診断を導き、適切な治療が推進されることがアウトカムである。しかし、この高齢化社会では、そこを救急外来での看護のゴールとしていては対応できない。

医師も治療計画を立案するときには、どこまで検査を行い、治療にどれくらいの期間を要すかを考えている。そこで、救急外来で聴取した情報や、看護上の問題点となることを医師と共有することで、退院後の療養の場をどこにするかを考えることができる。

救急入院となった患者に対し、自宅で生活ができるかどうかのスクリーニング、本人・家族の今後の療養の場の希望の聴取などを救急看護師が退院支援部門とともに行うことで、身体面の安定化とともにすぐに退院支援が始められる。

救急看護師が退院後の生活を見越した方針を患者とともに考えることができれば、退院調整もスムーズにいくだろう。

要点：救急医療チームで退院後の生活を見越した方針を考えよう

> **コラム** ▶ さいごに……
>
> 　脱水患者のみかたを述べさせていただいた。身体的なアプローチはもちろんだが、ど
> んな患者が脱水になっているのかによって、私たちの看護も変わってくる。救急看護師
> として、身体面を看る力はもちろん重要である。しかし、それだけにとどまるのではな
> く、少し一歩踏み込んで社会面にも目を向けてみよう。何か見えてくるかもしれない。

●引用・参考文献
1) McGee, S. et al. The rational clinical examination. Is this patient hypovolemic? JAMA. 281 (11), 1999, 1022-9.
2) 木村琢磨. "高齢者の臨床的特徴". もう困らない!高齢者診療でよく出合う問題とその対応：検査や治療はどこまで必要?患者・家族に満足してもらうには?外来・病棟・在宅・施設ですぐに役立つ実践ポイント. 東京, 羊土社, 2012, 17.
3) 岩田充永. "高齢者の「元気がない」は背後に重病の影あり". 高齢者救急：急変予防&対応ガイドブック. 東京, 医学書院, 2013, 33.
4) 聖路加国際病院内科チーフレジデント編. "低ナトリウム血症". 内科レジデントの鉄則. 東京, 医学書院, 2006, 153.
5) 岡本充子ほか編著. 高齢者看護すぐに実践トータルナビ：成人看護とはここがちがう!おさえておきたい身体機能の変化と慢性疾患. 大阪, メディカ出版, 2013.

（瀧澤紘輝）

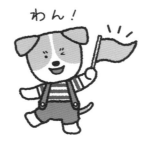

わん！

2章　救急での動きかた・患者のみかた〈実践〉❾脱水

# ⑩ 痙攣

わん！

## はやわかり！ 患者のみかた・救急ナースの動きかた

### 痙攣とは？

　痙攣は、大脳皮質から異常な活動電位が発生し、その刺激が運動神経に伝わって生じる、全身性または一部の筋肉に発作的に起こる不随意の収縮のことである。電解質異常や神経障害、心因性など、脳以外の異常でも二次的な脳障害を引き起こし、痙攣を生じる。原因は、代謝・中毒・末梢神経障害などさまざまである（表1）。

　痙攣が30分以上続くか、短時間に痙攣を繰り返し、その間意識が回復しないものを「痙攣重積」という。痙攣重積では、脳の酸素消費量が増大する一方で、呼吸が抑制され、低酸素血症から脳障害、死亡に至るケースもあるため、早急な処置が必要となる。ま

た、慢性の脳疾患で反復性に起こる痙攣を「てんかん」という。

### 痙攣を発見したら……

　痙攣を発見したら、以下のことを行う。

#### ①その場を離れず応援を呼ぶ

　最初は焦ってしまうが、すぐに応援を呼び、患者から離れず、全身を観察することが重要である。

#### ②全身を観察する

　痙攣の持続時間や状態、いつから始まったのか、硬直性痙攣か間代性痙攣か（表2）、痙攣の様子や持続時間、随伴症状の有無も確認して、医師に報告する。これは、診断や治療を行う上で重要な情報となる。

#### ③気道を確保する

　意識障害を伴う痙攣の場合は無呼吸状態となることがある。呼吸状態を観察し、呼吸がなければ用手で気道を確保する。必要があれば、用手補助換気を行う。

#### ④環境を調整し安全を確保する

　痙攣発作中は思いもよらない動作によって

表1 ▶痙攣の原因

| 脳性 | 脳血管障害、脳腫瘍、中枢性感染症、頭部外傷など |
|---|---|
| 脳外性 | 電解質異常、代謝障害、薬の副作用、アルコール・薬物の離脱症状、低酸素、熱性痙攣、過換気症候群、ヒステリーなど |

表2 ▶全身性痙攣の種類

| 硬直性痙攣 | 持続的な筋の収縮により四肢の硬直が起こる |
|---|---|
| 間代性痙攣 | 筋収縮と弛緩が交互に起こる |

表 3 ▶痙攣発作の治療薬とその特徴

| 薬剤名（商品名） | 適応 | 作用 | 特徴 | 投与方法 |
|---|---|---|---|---|
| ジアゼパム（ホリゾン®、セルシン®） | 痙攣発作時の第一選択薬 | GABA と呼ばれる抑制性の神経伝達物質の受容体と結合することで神経細胞の興奮を抑制する | 有効時間が短く、ほとんどの場合で再発がみられる | 10mg を単独でゆっくり静脈注射する筋肉注射も可 |
| フェニトイン（アレビアチン®） | ジアゼパムで痙攣が治まらない場合や、再発予防に投与される | Na チャネル阻害薬で神経細胞内への Na 流入を抑制して、神経細胞の興奮を抑制する | ― | 125〜250mg を、1分間に 50mg を超えない速度でゆっくり静脈注射する |
| フェノバルビタール（フェノバール®） | 痙攣発作が持続する場合 | GABA 受容体と結合することで、神経細胞を抑制する | 作用時間は持続的（長時間作用型） | 1 回 50〜200mg、1日 1〜2 回皮下注射か筋肉注射 |
| レベチラセタム（イーケプラ®） | てんかん患者の部分発作（二次性全般化発作） | 脳内の神経終末のタンパク質などへ作用し、神経の過剰な興奮を抑えることで、てんかん発作を抑える | ― | 1 日 1,000mg を 1日 2 回に分けて、1回量 15 分かけて静脈内に点滴投与 |

外傷を起こす危険性があるため、安全な環境を整える必要がある。ベッド上やストレッチャー上では必ず柵をして、転落を防止する。その際、柵に頭や身体をぶつけないよう、毛布などで保護することも必要である。

## ⑤モニターを装着し静脈路を確保する

患者の状態をより詳細に観察するために心電図モニターやパルスオキシメーターなどを装着する。抗痙攣薬投与が必要な場合が多いため、静脈路を確保しておく。静脈を確保する際、痙攣により肢位保持が困難な場合があるため、針刺し事故に注意が必要である。

痙攣が持続していれば、抗痙攣薬（ジアゼパム）を投与する。その際、ジアゼパムは呼吸抑制を起こすことがあるため、酸素投与や用手補助換気のためバッグバルブマスクの準備を行う。痙攣発作の治療薬とその特徴を表 3 に示す。

## ⑥継続して観察する

痙攣が落ち着き、意識障害や運動麻痺、バ

イタルサインの異常がなければひとまず安心であるが、再び痙攣発作を起こす可能性もあるため継続観察が必要である。また全身発作の後は運動障害や意識障害があり正確な状況判断が不十分なために転落などの危険性もあり、食事や離床、移乗などを行う際は必ず看護師の付き添いや見守りを考慮する。

## やってはいけない！舌咬み防止の詰め物

痙攣発作時に患者が舌を咬むのを防止するためにガーゼやタオルなどを口腔内に詰めることは、気道閉塞を起こす危険性があるため行ってはいけない。また、その時に看護師が指を咬まれる危険性もある。

硬直性痙攣時には咀嚼筋（そしゃく）も硬直する。バイトブロックの挿入は歯の損傷の恐れがあり、行わない。

# 痙攣患者のみかた ✕

| 経過 | 患者 | ナース  |
|---|---|---|

**搬入時 0分**

### 症例提示

**年齢・性別** 87歳・女性
**既往歴** 高血圧、脂質異常症、左硬膜下血腫、多発ラクナ梗塞
**現病歴** 15時頃、全身性痙攣（持続時間は数分間）が出現。同居中の長男が発見し救急車を要請、当院に救急搬送される。

### わん!POINT ①
### 痙攣の観察と初期対応

痙攣の持続がないか確認、速やかにストレッチャーに移乗する。
バイタルサインの測定を行う。
呼吸状態を観察し、酸素投与を準備する。
静脈路を確保し、痙攣の再発作を考え、抗痙攣薬（ジアゼパム）を準備する。

---

**搬入直後**

**意識レベル** JCS Ⅲ -200
瞳孔不同なし（左右5mm大）、対光反射あり。
**眼位** やや左を向く傾向あり。
四肢は自発運動が乏しい。
痛み刺激で、右上肢・左右下肢に反射性の逃避反応あり。

### ABCDE の確認と情報収集

意識障害あり、気道、呼吸を確認する。
バッグバルブマスク（BVM）と吸引の準備を行う。
救急隊より接触時と救急車内の情報を聴取する。
既往に硬膜下血腫があり、今回も外傷による痙攣も考えられるため、頭部の観察を行い外傷の有無をチェックする。低血糖による痙攣も考え血糖チェックを行う。
12誘導心電図検査と、モニターを装着し、不整脈の有無を観察する。

---

**搬入後 2分**

**血圧** 186/78mmHg
**脈拍** 90回/min・不整脈なし
**SpO₂** 96%（room air）
**呼吸数** 12回/min・規則的
**血糖値** 261mg/dL
**心音** 異常なし
**呼吸音** 左右差なし、副雑音なし

### バイタルサインをチェックし検査へ

痙攣の持続はなし、高血圧の既往があるため収縮期血圧は高めであるが、他にバイタルサインの異常は認めない。不整脈もなく低血糖もない。頭部外表面上に外傷も見られず、家族から転倒したなどの情報もなし。
電解質異常や神経障害、心因性の要因など脳以外の異常でも、二次的な脳障害を引き起こし、痙攣が生じる場合があるため、原因検索のための検査が必要。
血液検査の結果（表1）、電解質異常や代謝障害はない。血液ガス結果からは低血糖は否定的、電解質異常なし。代謝性（乳酸）アシドーシスは痙攣ではよく見られる検査結果である。

---

**搬入後 5分**

末梢静脈路を確保し、乳酸リンゲル液を投与。
血液検査（表1）を施行。

# 救急ナースの動きかたチャート ①

## OMI と ABC の評価の準備

OMI（O：酸素投与、M：モニター装着、I：静脈路確保）と同時に、ABC（A：気道、B：呼吸、C：循環）の評価・介入ができるよう準備しておく。

痙攣が持続していたら、OMI を行い、ABC の評価を行うワン

### わん！POINT ②

## 疾患と検査の予測

心室細動や高度徐脈などの致死的不整脈による脳虚血でも痙攣を起こすので、病院前の救急車内の情報も大切にする。低血糖でも痙攣が起きるので、見逃さないようにしたい。血液ガス検査が有用。

痙攣停止後にもう一度 ABC の評価を行う。安定していれば、血液生化学検査や画像検査などに進む。

**表 1 ▶ 血液検査の結果**

| | | | |
|---|---|---|---|
| WBC | 5,310/μL | CK-MB | 18 IU/L |
| RBC | 421/μL | BUN | 20.5 mg/dL |
| Hb | 12.5 g/dL | Cr | 0.8 mg/dL |
| Ht | 38.2% | Na | 135 mEq/L |
| Plt | 14 万/μL | K | 3.6 mEq/L |
| PT | 150% | Cl | 98 mEq/L |
| PT（INR） | 0.82 | GLU | 198 mg/dL |
| APTT | 15.9 秒 | CRP | 0.68 mg/dL |
| FDP | 21.5 μg/mL | pH | 7.298 |
| D ダイマー | 7.4 μg/mL | $PCO_2$ | 32.7 mmHg |
| AST | 28 IU/L | $PO_2$ | 70.7 mmHg |
| ALT | 10 IU/L | Ca | 1.15 mEq/L |
| T-Bil | 0.4 mg/dL | Lac | 12.4 mg/dL |
| D-Bil | 0.1 mg/dL | $HCO_3^{-std}$ | 16.8 mEq/L |
| Alb | 3.9 g/dL | BE（vt） | −9.5 mEq/L |
| CK | 117 IU/L | BE（vv） | −9.7 mEq/L |

低血糖なし。血液ガスでアシドーシスがみられるが、痙攣による呼吸抑制によるものと考えられ、一時的なものであるため特に問題なし。

## まずは痙攣を止めることを優先する

痙攣が止まらないと気管挿管はできないので、侵襲的な気道確保にとらわれず、まずは痙攣を止めることを優先する。

AB に対しては高流量酸素投与、口腔内吸引、必要なら用手気道確保と用手換気で十分である。

気道を確保し、必要があれば、用手補助換気を行うワン

# 痙攣患者のみかた  ×

| 経過 | 患者 | ナース |
|---|---|---|

**搬入後 10分**

### 全身性痙攣に移行

四肢硬直から始まり、全身性痙攣に移行する（3分間持続）。
咽頭に痰の貯留あり、吸引施行。
努力様呼吸あり。
SpO₂ 91% まで低下。
酸素 3L マスクで投与開始。

### 痙攣への対応

痙攣が出現。異常な活動電位が大脳皮質全体で起こる「全身性痙攣」か、脳の限局した部分で発生する「局所性痙攣」か、全身性なら強直性か間代性か、どこから始まったか、いつから始まったか時間経過を観察し、ドクターに報告する。意識レベルを確認し、呼吸状態を観察する。
抗痙攣薬の準備と気道の確保、吸引の準備を行う。吸引施行後は、再度呼吸状態の観察を行う。
呼吸状態悪化、SpO₂ 低下がみられ、酸素投与を開始する。
痙攣を2回繰り返し、呼吸状態が不安定である。必要であれば、気道を確保し BVM で用手補助換気を行う。

**搬入後 20分**

### 全身性痙攣（2回目）

四肢硬直性痙攣から全身性痙攣あり（2回目）。
**SpO₂** 80台に低下、消失後は 96% へ上昇あり
**呼吸** 不規則、チェーンストークス呼吸

**搬入後 22分**

頭部 CT 検査（図1）、胸部単純 X 線検査、12 誘導心電図を施行。

原因検索のため、頭部 CT を施行する。
CT 室への移動は急変を考え、モニター装着はしたまま、BVM を準備し、ドクターとともに移動する。

**搬入後 35分**

### 全身性痙攣あり（3回目）

セルシン®0.5A 静脈注射。
**SpO₂** 89〜92%
**血圧** 171/69mmHg
**脈拍** 98 回/min

### 抗痙攣薬の投与と継続観察

3回目の全身性痙攣が出現、抗痙攣薬（ジアゼパム）を投与する。呼吸抑制がないか継続観察を行う。ジアゼパム以外の薬剤（ミダゾラム、フェニトイン、フェノバルビタール、レベチラセタム）の準備も行う。

### わん！POINT ④
### 継続観察と家族対応

頭部 CT では、痙攣の原因となる異常所見は指摘されず、てんかん重積状態と診断され、入院となる。
今後も痙攣が出現する危険性は高いため継続観察を行い、入院病棟看護師に申し送りを行う。
家族から、既往歴・家族歴を聴取する。
また、痙攣は薬剤で十分コントロールできることを説明する。

**診断**

**意識レベル** JCS Ⅲ -200
**血圧** 95/55mmHg
**脈拍** 89 回/min
**SpO₂** 91%
てんかん重積状態で HCU 入院。

# 救急ナースの動きかたチャート ②

痙攣が出現したら、その場を離れず、まず応援を呼ぶんだワン！

### 薬剤選択

痙攣は、抗痙攣薬の初期投与量では効果がない場合や、一度は止まっても再発する場合がある。ジアゼパムの効果がなかった場合の薬剤選択についても考慮する。

### 悪化または新たな症状の出現も想定

患者の状態が悪化、あるいは新たに症状が出現した場合は、もう一度 ABC に戻ることを忘れない。

### 「3 つのカ」の情報収集

いわゆる「3 つのカ」を中心に情報収集

カンジャ：患者の診察→痙攣のパターンや外傷を合併していないかなどの身体診察

カルテ：受診歴があればチェック

カゾク：家族から状況、既往歴や内服歴を聴取する

### わん！POINT ③

### 痙攣の合併症を忘れない

痙攣は長引くと神経学的予後が悪化するため、できるだけ早く痙攣を止めることを優先する。

痙攣による合併症（舌咬傷や転倒時はその他部位の外傷）の検索もお忘れなく。

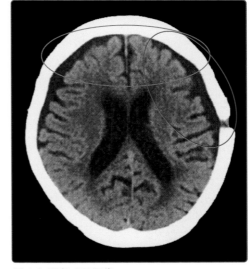

**図 1 ▶ 頭部 CT 画像**
てんかんの原因となる明らかな異常所見を指摘できない。前頭葉に軽微な萎縮が疑われる（○）。左穿頭術後（○）。

再び痙攣発作起こす危険性があるため、継続して観察を行うワン

2章 救急での動きかた・患者のみかた〈実践〉⑩痙攣

# 看護のPOINT

チャート内の
わん！POINT を
解説するワン

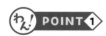 POINT ①

## 痙攣患者が来院したら
## 焦らず対応！

- 痙攣時のアルゴリズム（図2）に従い、対応を行う。
- まず、痙攣が持続しているかどうかを確認する。痙攣が持続している場合、痙攣中は呼吸が満足にできていないので、低酸素脳症を起こす危険性がある。30分以内に痙攣を止められなかった場合、脳に不可逆的な変化が起こる場合がある。そのため、痙攣を早期に止める必要がある。痙攣発作中の患者にはBLS（basic life support：一次救命処置）、ALS（advanced life support：二次救命処置）アルゴリズムに従い救命処置を行う。低血糖、不整脈の有無も観察する。
- 酸素投与、または必要があれば用手補助換気を行う。
- ジアゼパム（10mg/2mL/A）を1Aあるいは0.5A静脈注射する。痙攣が止まらなければ、3〜5分ごとに5mLずつ、最大20mg（2A）投与する。
- 痙攣が止まったら、再発予防のためにレベチラセタムを投与する。
- 発作が止まったら、原因検索と外傷検索を行う。

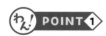 POINT ②

## POCT（医療現場での臨床検査）
## を活用する！

　1980年代後半に登場したPOCT（point-of-care testing）は、患者に近い場所で、迅速かつ簡便に行われる臨床検査の総称であり、その概念には、病院内の検査室や外注検査センター以外の場所で実施されるすべての臨床検査を含んでいる。POCT実施の対象となる医療の場面は、外来での診療中に直ちに結果を得るための簡易・迅速検査や、入院患者のベッドサイドでリアルタイムに測定結果をモニターする検査を中心に、救命救急センターやICU・CCU、手術室などにおける患者モニターから、糖尿病患者が血糖値を測定する簡易血糖測定まで広範囲にわたる。

　専用検査キットや小型検査機器が充実し、検査が簡単で、しかもその結果が短時間で分かるPOCTのメリットが広く認識されるようになった現在では、さまざまな分野でPOCTの利用が急速に進んでいる。特に臨床の現場

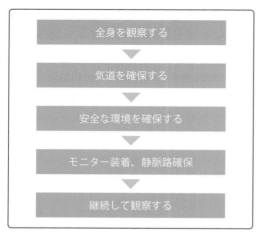

全身を観察する

↓

気道を確保する

↓

安全な環境を確保する

↓

モニター装着、静脈路確保

↓

継続して観察する

図2 ▶痙攣時のアルゴリズム

では迅速な診断に基づく適切な治療が可能になり、診療効率の向上、患者の通院負担の軽減などの効果が認められている。

痙攣の原因が低血糖の場合もあるため、簡易血糖測定や血液ガス測定が有用である（当院では、血液ガス測定装置が初療室内に設置されているため、早急に血液ガスを測定することが可能である）。

### 🐾 臨床現場にとってのPOCTの意義

①速やかな診断と治療に生かせる
②患者が診療へ参画するツールとなる
③看護に臨床検査を活用する糸口となる

臨床検査における看護師の役割は、患者への事前説明、検体採取や運搬、患者の状態の確認など、患者と医師、医師と検査室との間に入って業務を円滑に進めることである。しかし、看護師または医師が検査したほうが、経済的・効率的な場合がある。具体的な検査としては、血液ガス、血糖、インフルエンザ抗原、尿検査、心電図などが挙げられる。看護師がPOCTに関わるメリットのもう一つは、検査を身近に感じ看護に生かすきっかけをつくれることである。看護師が臨床検査を活用できれば確実に診療レベルは向上する。

### わん！ POINT③

## 痙攣を早く止めることが重要！

痙攣の多くは通常数分以内で自然に治まる。しかし、痙攣重積は、痙攣が30分以上続くか、短時間に痙攣を繰り返し、その間意識が回復しない。痙攣重積では、脳の酸素消費量が増大する一方、呼吸が抑制され、低酸素血症から生命の危険性が高くなり、また脳障害から後遺症の可能性も高くなる。痙攣が出現した時点では、重積になるかどうかは不明であるが、いかなる痙攣に対しても最悪の

場合を想定して、早急な処置が必要である。薬剤投与のため末梢静脈路を確保し、抗痙攣薬の投与を行う。

### 🐾 各抗痙攣薬の投与のポイント

**ジアゼパム（ホリゾン®、セルシン®）：ベンゾジアゼピン系抗不安薬**

急速に静脈注射した場合、あるいは細い静脈内に注射した場合、血栓性静脈炎を起こす恐れがあるので、なるべく太い静脈を選んで投与する。

呼吸抑制作用があるため、静脈注射後10分間は患者の呼吸状態を観察する。酸素飽和度の低下や呼吸抑制症状が出現した場合は、必要であれば用手補助換気を行う。

**フェニトイン（アレビアチン®）：抗てんかん薬**

フェニトインはブドウ糖を含む補液では混濁するため、生理食塩水の点滴ルートを用いて単独ルートとする。メインが生理食塩水でなければ、投与前後には生理食塩水でフラッシュする。急速に静脈注射した場合、心停止や一過性の血圧低下、呼吸抑制などの循環・呼吸障害を起こすことがある。投与中は血圧・脈拍に注意し、血圧が低下する場合は投与速度をゆっくりとする。生理食塩水100mLに本剤必要量を混入し約30分かけて点滴投与すると血圧低下が現れにくい（点滴速度は目安であるため、医師の指示がある場合、指示通りで投与する）。

本剤は、静脈のみに使用する。強アルカリ性で組織障害を起こす恐れがあるため、皮下、筋肉内または血管周囲には絶対に注射しない。静脈注射時、薬剤が血管外に漏れると、疼痛・発赤・腫脹などの炎症、壊死を起こすことがあるので慎重に投与する。

**フェノバルビタール（フェノバール®）：バルビツール酸系睡眠薬**

呼吸抑制・血圧低下が現れることがあるので、注射速度はできるだけゆっくり行う。pH 8.2以下の中性・酸性領域で結晶が析出する。

有機溶媒を用いた製剤である。水性溶媒の添加により主薬を析出するので、他の注射薬と配合しない。またフェノバール®は水に溶けにくく、有機溶媒クロロブタノール、グリセリンエチルエーテルに溶解してあり、静脈注射により主薬が結晶化して析出する可能性があるので、筋肉内注射しか許可されていない。

**レベチラセタム（イーケプラ®）**

通常成人には1日2回に分け、1回量を15分かけて静脈内へ注射する。内服薬の服用が可能になった場合は、速やかに内服薬に切り替える。

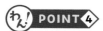

## 家族への対応も忘れない！

痙攣の診断には問診が有用であるため、痙攣の持続時間、前兆の有無、部位、全身性か局所性か、移動性かなどを聴取する必要があるが、患者本人は覚えていないことが多く、本人からの聴取は難しい。痙攣を目撃した家族や付添者から以下を聴取する。

- ・痙攣は身体のどこから始まったか
- ・眼球や頭はどちらを向いていたか
- ・四肢は突っ張り硬くなっていたか
- ・四肢がガクガクしていなかったか
- ・左右差がなかったか
- ・痙攣の持続時間
- ・顔色、口唇色に変化はなかったか
- ・唾液や流涎は出ていなかったか
- ・痙攣発作後の様子はどうだったか（眠ったか。四肢に麻痺はなかったか。ぼんやりして歩き回ったりしなかったか）
- ・外傷の有無

既往歴と家族歴も聴取しておく。

また、問診を行いながら、家族への精神的援助も忘れてはならない。全身性痙攣といった大きな発作を見ると、家族は動揺し不安を抱く。痙攣は決して珍しい症状ではないこと、また繰り返す可能性があるが、薬剤で十分コントロールできることなどを説明する必要がある。また二次性痙攣の場合、原疾患によっては非常に重篤な状態となる場合もあり、原疾患の診断や治療の必要性について説明しなければならない。患者の処置が落ち着けば、家族への説明を行い、不安の軽減に努める必要がある。

●引用・参考文献
1) 中尾哲. けいれん. ブレインナーシング. 増刊 (270), 2005, 28-34.
2) 井上保介. 痙攣. エマージェンシー・ケア. 増刊 (235), 2006, 89-94.
3) 土肥直樹. 痙攣. エマージェンシー・ケア. 増刊 (305), 2011, 106-10.
4) 小町裕志. 痙攣. エマージェンシー・ケア. 増刊 (319), 2012, 28-33.

（山下さつき）

# MEMO

# ⑪ 小児救急（呼吸困難）

わん！

## はやわかり！ 患者のみかた・救急ナースの動きかた

### 小児の呼吸困難患者

　呼吸困難は、"息が苦しい"という主観的な症状であるが、こどもは、年少児であるほど「息苦しい」といった苦痛や症状を自ら言葉で表現することが困難である。そのため小児患者では、呼吸困難感の訴えが言葉ではなく不穏や不機嫌さで表されていることがある。

　また、こどもは基礎代謝が活発なため十分な酸素を必要とするが、胸郭が未発達で機能的残気量を維持できない、酸素貯蔵量・予備能が少ないなどのため、低酸素血症に陥りやすい。さらに、気道内径が小さく気管支壁が軟らかい上に痰や分泌物の喀出力が弱いため気道狭窄を来しやすいといった特徴がある。

### 小児呼吸困難患者のみかたのポイント

- 最初にモニターや聴診器は用いずに、患者に近づくまでの間に見える・聞こえる範囲の第一印象から意識状態、および呼吸の状態、皮膚色の異常はないかを評価して、危急的な状態か否か（直ちに救命処置が必要か否か）を判断する。生命を脅かす問題を認めた場合は、直ちに救命処置を開始して応援を要請する。

- 呼吸困難を呈する原因は多数あるが、こどもの呼吸障害は急速に進行することが多いため、原因検索より迅速な心肺機能評価（ABCDE評価）を優先し、呼吸困難の程度を評価する。

- 特に呼吸の評価においては、チョークサイン（両手でのどをつかみ、呼吸ができなくなったことを知らせるサイン。気道閉塞〔窒息〕を起こしていることを知らせる万国共通のサイン）や三脚位（背筋を伸ばして前傾して開口し、顎を前突させた姿勢。頸部を過伸展させた姿勢）、スニッフィングポジション（においを嗅ぐような姿勢）など独特の体位や、嚥下障害や流涎（唾液を嚥下できないため、よだれが口腔外へこぼれてくる）がないか、陥没呼吸や鼻翼呼吸、頭部の上下首振りといった呼吸努力の有無や胸郭の動きを観る。また、聴診においては、吸気性喘鳴、呼気性喘鳴、呼気時呻吟、吸気時肺雑音といった異常呼吸音や、呼吸音を伴わない努力呼吸はないか、肺野への空気の流入で十分な音があるか、左右差はないかも聴く。

- 多呼吸や頻脈といった代償機転を見逃すことがないようバイタルサインを評価する。

- 経皮的動脈血酸素飽和度（SpO$_2$）の数値が保たれている小児患者であっても、代償機転により呼吸数と呼吸努力で酸素化を維持していることがあるため、呼吸運動と併せて評価を行う。
- 突発性や急性進行性の咳で、呼吸困難の程度が強い場合やチアノーゼを伴う場合は、気道異物やアレルギー反応による気道の浮腫によって気道狭窄もしくは気道閉塞の可能性が高い状態が予測され、緊急性が高い状態である。
- 喘息患児では、発作の程度の客観的指標として PEF（peak expiratory flow：最大呼気流量）の値を発作が起こっていないときの値と比較し、40％未満の場合、緊急性が高いと判断する。
- 小児の吸気性喘鳴は気道閉塞に進行する可能性のある危険なサインである。
- 突然の発症で高熱と激しい咽頭痛を伴い、スニッフィングポジションや流涎が認められる場合は急性喉頭蓋炎が疑われ、緊急性は極めて高い。
- 患児が保護者のあやしに対しても不機嫌に啼泣しつづけ、異常に興奮したり不穏状態にある場合は意識変容を疑い、緊急性は高いと判断して呼吸循環動態の継続的なモニタリングを行う。
- 初期対応を行った上で、呼吸状態が比較的安定している場合、病歴聴取を行う。
- 「無呼吸」を伴う訴えが聴取された場合は、現在症状が落ち着いていても緊急性は高いと判断し、モニターを装着して継続的に観察を行う。

## 看護のポイント

- 急変に備えて気管挿管などの気道管理物品を準備する。
- 啼泣や興奮により呼吸状態が急激に悪化する危険を常に認識し、呼吸状態を悪化させないためにも小児患者をできるだけ興奮させないで治療ができるように環境を調整する。
- こどもの危急状態に不安を感じたり動揺している保護者の訴えを聴き、気持ちや行動を肯定的に受け止める。同時に、こどもが啼泣や興奮をしないで治療が受けられるよう保護者に協力してほしい内容を具体的に伝えて協力を得る。
- 吸引は、気道分泌物増加があれば口鼻腔から行う。特に乳幼児は鼻呼吸であり、鼻閉により呼吸困難となることもあるため、鼻腔吸引は重要である。
- 酸素投与は、SpO$_2$ の低下（≦93％）やチアノーゼがあれば行う。また、チアノーゼが明らかでなくても、呼吸困難や意識障害があれば酸素投与の適応となる。酸素投与に際しては、パルスオキシメーターを装着してモニタリングを行いながら実施する。酸素投与方法は、酸素の吹き流し、酸素マスク、経鼻カニューレ、リザーバーマスクなどがあるが、それぞれの特徴を理解し、患児の苦痛の少ない方法を選択することが必要である。

# 小児救急（呼吸困難）患者のみかた

| 経過 | 患者 | ナース |
|---|---|---|

**来院前準備**

### 症例提示
**年齢・性別** 1歳・男児
**同伴者** 母親が抱いて来院
**既往歴** 出生時の異常なし
**主訴** 呼吸が苦しそう

体重もしくは年齢に合わせた呼吸管理物品の準備

感染予防のための標準予防策の実施

---

**トリアージ開始**
**来院後10分以内**

**第一印象評価**

 **わん！POINT②**
### 第一印象
外観は、ややぐったりした印象。チアノーゼなし、吸気性喘鳴が聴かれ、陥没呼吸なし。
医療者が近づくと顔をこわばらせて呼吸が促迫する。

**わん！POINT①**
患者接触時には最初に第一印象から危急的状態か否かを判断していく。

**わん！POINT③**
第一印象から状態は悪いと判断。
酸素投与やモニタリングが可能な診察室へ移動してから、迅速な心肺機能評価（ABCDE評価）と病歴聴取を行う。

---

**来院時**

**症状の把握：問診／身体診察／バイタルサイン測定**

 **わん！POINT⑤**
### 来院時所見
Ⓐ 開通
Ⓑ 呼吸数 40 回/min、SpO$_2$ 96%。吸気性喘鳴・鼻翼呼吸・胸骨上窩と鎖骨上窩に陥没呼吸あり。嗄声（させい）あり。流涎なし。
Ⓒ 心拍数 140 回/min
血圧：測定せず（啼泣するため）
CRT：1秒、末梢は温かい
Ⓓ 不機嫌
Ⓔ 体温 37.2℃

### 現病歴
2日ほど咳は続いていたが、今夜間、寝ていたが急に咳き込みはじめ息がしづらそうで来院。ケンケンした咳とのこと。誤飲エピソードなし。

**わん！POINT④**
啼泣させることで呼吸状態の悪化の可能性もあるため、移動は母親の抱っこで行う。今後の観察・診察・処置においても可能な限り母親と引き離すことなく、母親の協力を得て実施する。

**わん！POINT⑥**
バイタルサイン・身体所見を評価。
意識障害は認めないが、吸気性喘鳴と胸骨上窩の陥没呼吸といった明らかな上気道狭窄症状を呈している、呼吸窮迫の状態と考える。

**わん！POINT⑦**
引き続き、呼吸困難の発症様式を確認する。

---

**感染管理**

本児および家族も含めて、周囲での感染症の流行なし。

同時に、他者への感染予防のために、周囲での感染症流行の有無を確認する。

---

# 救急ナースの動きかたチャート ①

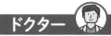

**ドクター**

安静時、吸気性喘鳴を認める場合は、緊急性が高いワン!

見た目の第一印象から危急的状態の患者をピックアップして、適切に治療へと結びつける。

悪化に備えた準備として、気管挿管などの気道確保の準備を整える。気道狭窄が予見されるため、気管チューブ径は年齢相応より1〜2サイズ細いチューブを準備するワン!

急速に悪化させないための工夫と、悪化に備えた準備が必要。
最悪の状態を想定して動き、重症化を未然に防ぐ。
ABCDE評価を行い、まず状態の安定化を図る。

慌てて患者をベッドに寝かせてはダメ!!仰臥位は吸気時に舌が軟口蓋に接触して気道閉塞を起こしやすいので禁忌だワン!

啼泣を誘発するので、本児では吸引は行わないワン

一見安定しているように見えても安易に考えず、啼泣・興奮で急激に呼吸状態が悪化して呼吸不全に移行する可能性を認識するワン

原因が何であれ、呼吸窮迫・呼吸不全では治療を優先し、治療への反応を見ながら診断を進める。

$SpO_2$ 値が ≦ 93%では酸素投与を行うワン
※啼泣・興奮させないで!

急激な発症の呼吸困難は重症である場合が多いワン!

2章 救急での動きかた・患者のみかた《実践》⑪ 小児救急（呼吸困難）

| 経過 | 患者 | ナース  |
|---|---|---|

**緊急度判定** 患者接触後 3〜4分

トリアージ判定：レベル2（緊急）。
来院時症状から上気道狭窄症状があり、ケンケンという犬吠様咳嗽（けんばいようがいそう）があることからクループ症候群を疑い、アドレナリン吸入とステロイドの内服も準備しておく。

診察は、児を母親に縦抱きにしてもらって行う。母親（家族）に児の呼吸状態を説明して、安静も重要な治療であることを伝え、啼泣させることのないよう協力を依頼する。

**診察開始** 緊急度判定後 15分以内

母の抱っこのままで啼泣・興奮することはない。
開眼して医療者を目で追っている。吸気性喘鳴・呼吸努力は変わらず持続。
呼吸数 42 回 /min
SpO₂ 96%
心拍数 140 回 /min
チアノーゼ なし

継続して観察を行う。
呼吸努力のさらなる増加や減弱および、チアノーゼ、意識の低下などの呼吸不全に移行する徴候を見逃さない。

**診断**

クループ症候群

保護者への病状説明の内容・治療方針の確認を行う。

母の抱っこのまま吸入を実施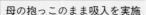

感染対策に留意して吸入を実施する。保護者の抱っこで吸入ができるよう補助する。処置を行う際は、事前に母親へどのように協力してほしいのかを具体的に伝える。

吸入後、吸気性喘鳴は軽減しているが、消失はしていない。
胸骨上窩の陥没呼吸が続く。

内服薬は、通常の投与時の状況を確認して、投与方法を選択する。

継続して観察を行っていく。

# 救急ナースの動きかたチャート②

## わん！POINT 8

診断のための病歴聴取よりも気道・呼吸状態の重症度と緊急性を考える。
こどもを泣かさないよう、細心の注意を払って診察する。
咽頭の診察は避け、刺激は最小限にする。
呼吸困難≠呼吸器疾患であることを忘れない。

喉頭蓋炎や気道異物を含めた鑑別を忘れないワン！

## わん！POINT 9

鑑別にあたっては、緊急度や重症度の高い疾患（気道異物・喉頭蓋炎・アナフィラキシーなど）を除外することが重要。

クループ症候群・急性喉頭蓋炎などの上気道閉塞は臨床診断が基本。原則、啼泣により呼吸状態を悪化させるためX線写真撮影や採血・静脈路確保は行わない。X線写真撮影の実施にあたっては、①気道異物が疑われる、②呼吸窮迫の程度が軽い、③気管挿管の準備が整っている場合においてのみ行う。その際も、仰臥位での撮影を避ける。

「できるだけ興奮させない。侵襲的処置は最小限にする」が基本だワン！

## わん！POINT 10

クループスコアによって重症度を評価し、治療を決定する。中等症のクループと判断。
治療方針：①ステロイド内服、②アドレナリンの吸入を行い、3～4時間の経過観察する。
保護者に病状説明を行い、および実施する治療・処置について説明する。

ここでも、こどもを興奮させないために気分を紛らわせることは重要だワン！

投薬を母親に依頼するか否か、母子の関係性から判断するワン

軽症ではステロイドの内服のみだが、中等症～重症ではアドレナリンの吸入も行う。アドレナリン吸入は10分ほどで効果が出てくるが、持続時間は2時間程度である。症状に合わせて吸入の追加も考慮する。3～4時間観察し、治療への反応を評価する。

# 看護のPOINT

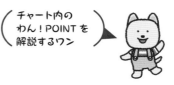

チャート内の
わん！POINT を
解説するワン

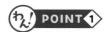 **POINT①**

## 第一印象：重症感の評価

　小児患者と対峙した際の最初の数秒、すなわち出会った瞬間の第一印象のアセスメントである。聴診器やモニターなどを使用せず、"目に見え"、"耳に聞こえる"印象から評価する。ここで評価するのは、国内の院内トリアージの評価指標でも多く使用されているJTAS（Japan Triage and Acuity Scale）の小児評価項目にもある小児初期評価の3要素、「意識」「呼吸」「循環」である（図1）。

### 🐾 外観・意識

　小児患者の外界からの刺激に対する反応や、筋緊張や機嫌といった外観（見た目の様子）を評価する（表1）。小児患者が保護者のあやしに対しても不機嫌に啼泣しつづけ、異

常に興奮したり不穏状態にあるときは意識変容を疑う。

### 🐾 呼吸

　呼気および吸気性の喘鳴・いびき音・呻吟などの異常呼吸音や、スニッフィングポジションや三脚位といった異常姿勢・陥没呼吸・鼻翼呼吸・肩呼吸・多呼吸から呼吸努力の程度を評価する（表2）。

### 🐾 循環

　皮膚のチアノーゼや、まだら模様のチアノーゼ、蒼白などの有無を評価する。

　ここで、意識がなく、呼吸努力が増加もしくは徐呼吸となっており、皮膚の蒼白やチアノーゼを伴うなど"危急的な状態"と判断した場合は直ちに医療介入を行う。そうでない場合は"状態が悪いか否か"を判断し、引き続き問診聴取および身体的観察を行う。

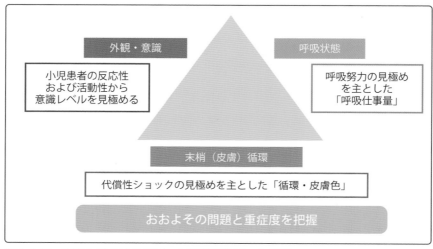

図1 ▶ 第一印象と重症感の評価：小児初期評価の3要素

**表1 ▶ 外観の評価項目と所見**

| 評価項目 | 正常な所見 | 異常な所見 |
|---|---|---|
| Tone：筋緊張 | 適度な筋緊張がある<br>均等な四肢の動きがある<br>元気に動いている | 流涎<br>筋肉の硬直がある<br>ぐったりしている |
| Interactiveness：周囲への反応<br>（人・音・物への反応）<br>　受け答えの様子<br>　親とのやり取り<br>　医療者への反応 | 年齢相応の呼名反応がある<br>周囲に関心を示している（人・音・物で容易に注意をそらす、また、注意を引くことができる） | 反応が乏しい<br>親を認識できない<br>無関心 |
| Consolability：精神的安定<br>保護者や医療者にあやされたり、なだめられたりしたときの様子 | あやされたりなだめられたりしたら落ち着く | なだめても泣きやまない<br>興奮している<br>抱いているときは不機嫌で、そうでないときにはぐったりする |
| Look/Gaze：視線／注視 | 開眼している<br>視線が定まっている | うつろ<br>視線が定まらない |
| Speech/Cry：会話／啼泣、話し方、泣き方 | 力強い泣き声 | 弱々しい泣き方<br>こもった声や、かすれた声 |

**表2 ▶ 呼吸状態の評価項目と所見**

| 評価項目 | 異常な所見 |
|---|---|
| 呼吸音<br>（聴覚） | 吸気性喘鳴（stridor）<br>呼気性喘鳴（weezing）<br>呻吟、いびき音など<br>こもった声、嗄声など |
| 体位・姿勢<br>（視覚） | においを嗅ぐ（sniffing）姿勢<br>三脚位 |
| 呼吸努力<br>胸部・腹部の動き<br>（視覚） | 頭部の上下首振り<br>鼻翼呼吸、肩呼吸<br>陥没呼吸、シーソー呼吸 |
| 呼吸数<br>（視覚・聴覚） | 正常範囲より多い、少ない |

**わ! POINT ❷**

## 吸気性喘鳴が聴かれるときは……

　吸気性喘鳴は、上気道異物や喉頭浮腫などの上気道狭窄により吸気時に聴かれる異常呼吸音である。小児の気道は、より年少児であるほど細く、異物や分泌物・気道粘膜の腫脹によって容易に閉塞へと進行する。図2は、成人と乳児の気道を模したものである。気道に1mmの浮腫を来した場合、いずれも断面積と気道抵抗の増加がみられるが、成人モデルでは断面積が44％減少し、気道抵抗が3倍になっているのに対し、乳児モデルでは断面積が75％も減少し、気道抵抗は16倍にも達している。

　このように、いずれも1mmの浮腫であっても、その差は歴然としている。小児の吸気性喘鳴は気道閉塞に進行する可能性のある危険なサインであるという認識が必要である。

2章 救急での動きかた・患者のみかた（実践）⓫ 小児救急（呼吸困難）

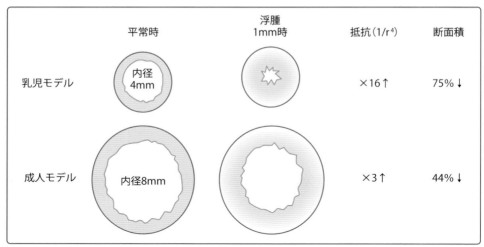

図2 ▶ 乳児と成人の気道モデル比較（文献1より作成）

表3 ▶ ABCDE評価

| A | Airway（気道） | 気道の開通性 |
|---|---|---|
| B | Breathing（呼吸） | 呼吸数（多呼吸・徐呼吸・無呼吸）<br>呼吸努力（閉塞や梗塞病変がないか）<br>胸郭の拡張、気流<br>呼吸音<br>$SpO_2$ |
| C | Circulation（循環） | 心拍数（頻脈、徐脈）<br>皮膚への循環の徴候（リズム、皮膚温・皮膚色、毛細血管再充満時間〔CRT；capillary refill time〕）<br>血圧測定、中枢・末梢の脈拍触知 |
| D | Disability（神経学的評価） | 意識レベル（AVPUスケール）<br>瞳孔径、対光反射 |
| E | Exposure（全身観察） | 外表所見、体温測定 |

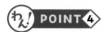 POINT❸

## ABCDE評価

生命を維持するために必要な心肺機能や神経機能の異常の有無を評価する（表3）。

POINT❹

## なぜ泣かせてはいけないのか

小児の気道は成人に比して内径が小さく、浮腫を来した場合には気道の確保が困難になりやすい（図2）[1]。興奮や啼泣は、酸素需要を増加させるばかりでなく、気道抵抗をより増強させてしまい、上気道閉塞を増悪させることとなる。

## 泣かせない工夫

処置を急ぐあまり性急にアプローチすることは患児の興奮や啼泣へとつながり、気道の狭窄を助長して呼吸状態を悪化させる可能性がある。そのため診療においては、患児を泣かさない・興奮させないことを常に念頭に置く必要がある。処置・診察においても、可能な限り母子を引き離すことなく母親（保護者）の協力を得て行う。患児には、優しく落ち着いた態度や言葉かけで接し、保護者を通して話しかける。可能な処置は保護者の抱っこで行うなど、患児が少しでも落ち着いて治療を受けられるように工夫することが必要で

呼吸窮迫　Respiratory distress …呼吸仕事量の増加

● ガス交換を維持するための代償機転として機能
● 多呼吸、陥没呼吸、鼻翼呼吸、副呼吸筋の使用など、呼吸努力を増やして呼吸仕事量を増加している状態

呼吸不全　Respiratory failure …酸素化や換気が不十分

呼吸窮迫症状による代償機転が破綻し、換気や酸素化が維持できなくなった状態

**図3 ▶ 重症度による呼吸障害の分類**

**表4 ▶ JTAS の5段階緊急度判定レベル** （文献2より作成）

| 緊急度レベル | 状態の定義 |
|---|---|
| 1 蘇生 | 生命または四肢を失う恐れがある状態（または差し迫った悪化の危険がある状態）。積極的な治療が直ちに必要な状態 |
| 2 緊急 | 潜在的に生命や四肢の機能を失う恐れがあるため、迅速な治療が必要な状態。医師または医師の監督下に迅速な医学的介入を必要とする状態 |
| 3 準緊急 | 重篤化し救急処置が必要になる潜在的な可能性がある状態。強い不快な症状を伴う場合があり、仕事を行う上で支障がある、または日常生活にも支障がある状態 |
| 4 低緊急 | 患者の年齢に関連した症状、苦痛と感じる症状、潜在的に悪化を生じる可能性のある症状で、1～2時間以内の治療開始や再評価が望ましい状態 |
| 5 非緊急 | 急性期の症状だが緊急性のないもの、および増悪の有無にかかわらず慢性期症状の一部である場合 |

ある。また、保護者から患児の好きなものを提示してもらったり、絵本やDVD、音の出るおもちゃなどを使って児の気を紛らわすなどの工夫も行う。

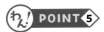

## 犬吠様咳嗽とは

犬吠様咳嗽とは「ケンケン」という犬が吠えるような、もしくはオットセイの鳴き声のような音の咳である。この咳が聞かれる場合は、喉頭部周囲の炎症性浮腫により気道の狭窄が起こっていることが予測される。上気道に狭窄の予測されるクループに特徴的な咳でもある。

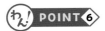

## 重症度による呼吸障害の分類

呼吸障害の重症度は、「呼吸窮迫」と「呼吸不全」に分類される。代償機序により呼吸数の異常と呼吸努力を呈する状態を「呼吸窮迫」、さらに悪化して代償しきれなくなった状態を「呼吸不全」という（図3）。しかし、臨床ではどちらであるかを明確に分類することに主眼を置くのではなく、呼吸不全に向かっているか否かと、その緊急性（程度）を評価して安定化させることが重要である。

### JTAS 緊急度判定レベル

JTAS では、新生児から思春期（15歳未満）までを小児、15歳以上を成人と区分*し、来院時の患者の状態を評価して緊急度を5段階レベルで判定する。緊急度判定の過程（トリアージプロセス）や5段階レベル分類と関連する言葉の定義は、小児も成人も同じである（表4）[2]。

> ＊ JTAS では、「診療対象とする小児患者の年齢区分は病院の方針によって異なる」ともしている [2]。

**表5 ▶ 生理学的範囲：呼吸数・心拍数** （文献3より一部転載）

**呼吸数**

| 年齢＼レベル | TAS 1 | JTAS 2 | JTAS 3 | JTAS 4/5 | JTAS 3 | JTAS 2 | JTAS 1 |
|---|---|---|---|---|---|---|---|
| 0 | <17 | 17～26 | 26～35 | 35～53 | 53～62 | 62～71 | >71 |
| 3か月 | <16 | 16～25 | 25～33 | 33～51 | 51～60 | 60～68 | >68 |
| 6か月 | <15 | 15～23 | 23～32 | 32～48 | 48～57 | 57～65 | >65 |
| 9か月 | <14 | 14～22 | 22～30 | 30～46 | 46～54 | 54～62 | >62 |
| 12か月 | <14 | 14～22 | 22～29 | 29～44 | 44～52 | 52～59 | >59 |
| 15か月 | <14 | 14～21 | 21～28 | 28～42 | 42～49 | 49～56 | >56 |
| 18か月 | <14 | 14～20 | 20～27 | 27～39 | 39～46 | 46～52 | >52 |
| 21か月 | <14 | 14～20 | 20～26 | 26～37 | 37～43 | 43～49 | >49 |
| 24か月 | <14 | 14～19 | 19～25 | 25～35 | 35～40 | 40～45 | >45 |
| 3歳 | <14 | 14～18 | 18～22 | 22～30 | 30～34 | 34～38 | >38 |
| 4歳 | <15 | 15～18 | 18～21 | 21～24 | 24～30 | 30～33 | >33 |
| 5歳 | <15 | 15～18 | 18～20 | 20～23 | 23～28 | 28～31 | >31 |
| 6歳 | <15 | 15～17 | 17～19 | 19～22 | 22～27 | 27～29 | >29 |
| 7歳 | <14 | 14～16 | 16～19 | 19～21 | 21～26 | 26～28 | >28 |
| 8歳 | <13 | 13～16 | 16～18 | 18～20 | 20～25 | 25～27 | >27 |
| 9歳 | <13 | 13～15 | 15～17 | 17～20 | 20～24 | 24～27 | >27 |
| 10歳 | <12 | 12～15 | 15～17 | 17～19 | 19～24 | 24～26 | >26 |

**心拍数**

| 年齢＼レベル | TAS 1 | JTAS 2 | JTAS 3 | JTAS 4/5 | JTAS 3 | JTAS 2 | JTAS 1 |
|---|---|---|---|---|---|---|---|
| 0 | <79 | 79～95 | 95～111 | 111～143 | 143～159 | 159～175 | >175 |
| 3か月 | <95 | 95～111 | 111～127 | 127～158 | 158～173 | 173～189 | >189 |
| 6か月 | <91 | 91～106 | 106～121 | 121～152 | 152～167 | 167～183 | >183 |
| 9か月 | <86 | 86～101 | 101～116 | 116～145 | 145～160 | 160～175 | >175 |
| 12か月 | <83 | 83～97 | 97～111 | 111～140 | 140～155 | 155～169 | >169 |
| 15か月 | <79 | 79～94 | 94～108 | 108～137 | 137～152 | 152～166 | >166 |
| 18か月 | <76 | 76～90 | 90～105 | 105～134 | 134～148 | 148～163 | >163 |
| 21か月 | <73 | 73～87 | 87～102 | 102～131 | 131～145 | 145～159 | >159 |
| 24か月 | <71 | 71～85 | 85～99 | 99～126 | 128～142 | 142～156 | >156 |
| 3歳 | <64 | 64～78 | 78～92 | 92～120 | 120～135 | 135～149 | >149 |
| 4歳 | <59 | 59～73 | 73～88 | 88～116 | 116～130 | 130～144 | >144 |
| 5歳 | <56 | 56～70 | 70～84 | 84～112 | 112～126 | 126～140 | >140 |
| 6歳 | <53 | 53～67 | 67～81 | 81～109 | 109～123 | 123～136 | >136 |
| 7歳 | <50 | 50～64 | 64～78 | 78～105 | 105～119 | 119～133 | >133 |
| 8歳 | <47 | 47～61 | 61～75 | 75～102 | 102～116 | 116～129 | >129 |
| 9歳 | <45 | 45～59 | 59～72 | 72～99 | 99～113 | 113～126 | >126 |
| 10歳 | <43 | 43～57 | 57～70 | 70～97 | 97～110 | 110～124 | >124 |

## バイタルサイン評価

　ABCDEアプローチを用いた一次評価（表3）を行い、生理学的な指標である呼吸数と心拍数を表5[3]の指標と比較して、正常値からの逸脱の程度を評価する。無呼吸や60回/minを超える多呼吸がある場合は、モニターを装着して経時的観察を行う。

　なお、呼吸数測定は、正常な乳児でも睡眠時に呼吸休止時間が認められることがあるため、10～15秒の測定では呼吸数が低く評価されることがある。そのため、胸の呼吸運動を30秒間数えて2倍にして測定する。

## 呼吸窮迫の程度の評価と看護介入

　JTASにおいて呼吸窮迫の程度を評価する指標を、表6[4]に示す。呼吸窮迫・呼吸不全の看護介入を表7に示す。

表 6 ▶呼吸窮迫の程度の評価（文献 4 より転載）

| 呼吸障害の度合い | 呼吸数 | 酸素飽和度 | JTAS レベル |
|---|---|---|---|
| 重度：過度の呼吸努力により疲労している状態<br>チアノーゼ、傾眠傾向、不穏状態、保護者を認識できない状態。痛み刺激に対する反応が低下し、単語のみ話せる状態または会話できない状態。頻脈または徐脈、頻呼吸または徐呼吸、無呼吸、不規則な呼吸、大きな陥没呼吸、鼻翼呼吸、呻吟、呼吸音の消失または減弱、上気道閉塞（嚥下障害、流涎、弱々しい声、努力性呼吸および吸気性喘鳴）、気道が保護されていない状態（咳嗽反射・嘔吐反射の減弱または消失）、筋緊張の低下 | 正常範囲から 2SD 以上（以下） | <90% | 1 |
| 中等度：呼吸努力の増加、不穏状態、不安状態または闘争的な状態<br>頻呼吸、過呼吸、呼吸補助筋の軽度使用増加、陥没呼吸、鼻翼呼吸、文節単位の会話、とぎれとぎれの会話、吸気性喘鳴はあっても気道は保護された状態、呼気の延長 | 正常範囲から 1SD 以上（以下） | <92% | 2 |
| 軽度：呼吸苦、頻呼吸、労作時息切れ、明らかな呼吸努力の増加を認めない<br>文章単位で会話可能、吸気性喘鳴はあっても明らかな上気道閉塞は認めない、軽度の労作時息切れ、頻回の咳嗽 | 正常範囲内 | 92〜94% | 3 |
| なし | 正常範囲内 | >94% | 4<br>5 |

**表 7 ▶呼吸窮迫・呼吸不全の看護介入**

| 気道 | ●気道の補助：縦抱き、起坐位など、こどもが楽な体位をとる<br>●気道の確保：用手的な気道確保（頭部後屈‐頤先挙上法、下顎挙上法）<br>●気道の開通：吸引、目に見える異物の除去（必要時） |
|---|---|
| 呼吸 | ●酸素投与：投与方法は、酸素カニューラ、酸素マスク、口元酸素吹き流し、酸素ボックス（こどもが嫌がり、カニューラやマスクで有効な酸素吸入ができない場合）など、それぞれの特徴を理解し、こどもにとって苦痛の少ない方法を選択する。<br>＊重度の呼吸窮迫では高濃度酸素をリザーバー付き非再呼吸マスクで投与。<br>●安静（呼吸仕事量を最小限にする）：家族の協力を得て、家族と引き離さない（可能であれば、抱っこで診察・処置）。侵襲的な処置は最小限とする。<br>●動脈血酸素飽和度モニター装着<br>●気管挿管の準備（上気道狭窄では、通常より 1〜2 サイズ細いチューブを準備）<br>●吸入：アドレナリン、サルブタモールなど |
| 循環 | ●心電図モニター<br>●血管確保（輸液・投薬のため必要時） |

**わん！ POINT 7**

## 呼吸障害の程度や原因を把握するために

病歴聴取は呼吸困難の鑑別に有用である。初期対応を行った上で、呼吸状態が比較的安定している場合、病歴聴取を行う。

病歴聴取は、呼吸障害の程度や原因を把握するために、①いつから（発症が急性か慢性か）、②発症状況（食事中や遊んでいるときなど）、③随伴症状（咳や痰・喘鳴・鼻閉・発熱・胸痛・嗄声など）、④機嫌・意識状態（いつもの反応や活動との違い）、⑤経口摂取（水分・哺乳や食事摂取の状況）、⑥睡眠・安静、⑦出生時および発育状況や既往歴および基礎疾患、⑧アレルギーの有無と抗原曝露の可能性、⑨家族歴や感染症の周囲での流行・予防接種歴を聴取する。

呼吸困難は、呼吸器疾患のみで起こるものではないため、心臓疾患などの合併症による可能性はないかを確認することを忘れない。また、新生児呼吸障害や人工呼吸管理の有無、先天性疾患や慢性疾患などの基礎疾患のある児は重症化しやすいことも考慮する。

表 8 ▶**呼吸困難の鑑別疾患**（文献 5 より転載）

| | 症状・所見 | 鑑別疾患 |
|---|---|---|
| 上気道狭窄 | 吸気性喘鳴<br>嚥下困難（流涎）<br>発声困難<br>嗄声<br>sniffing position | クループ（犬吠様咳嗽）<br>喉頭蓋炎<br>咽後膿瘍、扁桃周囲膿瘍、頸部膿瘍<br>異物（突然の発症、エピソード）<br>アナフィラキシー（アレルギーの既往、エピソード） |
| 下気道狭窄 | 咳嗽<br>呼気性喘鳴<br>呼気延長<br>呼吸音低下 | 細気管支炎<br>気管支炎<br>気管支喘息<br>異物 |
| 肺病変 | Crackle、呼吸音低下<br>咳嗽<br>呼吸音低下 | 肺炎<br>無気肺、肺水腫 |
| 心疾患 | 多呼吸、crackle<br>チアノーゼ<br>心雑音、gallop rhythm<br>心音低下<br>不整脈 | 先天性心疾患<br>　肺血流増加型<br>　肺血流低下型<br>心筋炎 |
| 代謝疾患 | 頻呼吸 | 糖尿病型ケトアシドーシス（Kussmaul 呼吸）<br>先天性代謝異常症 |
| その他 | — | 神経筋疾患、中枢性、中毒、外傷、肺塞栓、過換気症候群 |

## わん！ POINT 8

### 呼吸困難の鑑別疾患

　呼吸困難の原因が呼吸器にあるとは限らない。呼吸困難を来す症状・所見および鑑別疾患を表 8[5] に示す。

## わん！ POINT 9

### 上気道閉塞の診断アルゴリズム

　上気道閉塞の診断アルゴリズムを図4[6] に示す。

## わん！ POINT 10

### クループスコア

　クループスコアにより重症度を評価する（表 9）[7]。

### クループ重症度別の治療

　クループの重症度により治療を決定する（表 10）[8]。

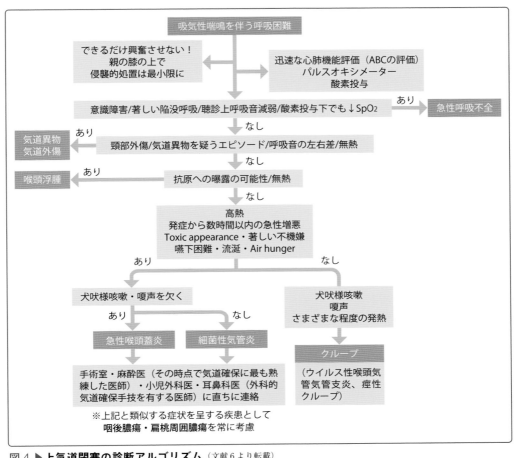

**図 4 ▶上気道閉塞の診断アルゴリズム**（文献 6 より転載）

**表 9 ▶クループの重症度（Westley croup severity Score）（適応は 6 歳以下）**（文献 7 より転載）

| 意識レベル | 正常・眠れる 0 点、失見当識 5 点 |
|---|---|
| チアノーゼ | なし 0 点、泣いて 4 点、安静でも 5 点<br>（ただし喘息発作と違い急変直前まで保たれることが多いため要注意） |
| Stridor | なし 0 点、泣いて 1 点、安静でも 2 点 |
| 換気 | 正常 0 点、軽度低下 1 点、著明に低下 2 点 |
| 陥没呼吸 | なし 0 点、軽度 1 点、中等度 2 点、高度 3 点 |

［重症度］
軽症　Score 0〜2 点
　時に犬吠様咳嗽、安静時には stridor はない、陥没呼吸はないか軽度
中等症　Score 3〜7 点
　頻回に犬吠様咳嗽、安静時でも stridor あり、軽度から中等度の陥没呼吸、だが呼吸窮迫や不隠はほとんどない
重症　Score 8〜11 点
　陥没呼吸は著明、呼吸窮迫や不隠は顕著
不全が差し迫っている　Score 12〜17 点
　意識障害、著明な陥没呼吸だが顕著に換気低下、チアノーゼまたは蒼白

表 10 ▶**クループの治療**（文献 8 を参考に作成）

| | クループスコア | 治　療 |
|---|---|---|
| 軽症 | 2 点以下 | デキサメタゾン 0.15〜0.3mg/kg（極量 6mg）処方で帰宅 |
| 中等症 | 3〜7 点 | デキサメタゾン内服、1,000 倍アドレナリン 0.1〜0.3mL 吸入<br>＊吸入の反応が乏しければ 20〜30 分後に追加吸入<br>＊吸入後軽快すれば、3 時間後まで再発がないか経過観察 |
| 重症 | 8 点以上 | 中等症に準じるが、原則入院<br>酸素投与 |

●引用・参考文献

1) 辻聡. "急性喉頭蓋炎やクループの小児を「泣かせてはいけない」のはなぜか?". 小児科研修の素朴な疑問に答えます. 真部淳ほか編. 東京, メディカル・サイエンス・インターナショナル, 2008, 147.

2) 日本救急医学会ほか監. 緊急度判定支援システム JTAS2017 ガイドブック. 東京, へるす出版, 2017, 20-23.

3) 前掲書 2). "付録F 正常のバイタルサインと標準偏差". 78-9.

4) 前掲書 2). "JTAS の適用と小児の緊急度判定". 45.

5) 松本麻里花. "呼吸困難". 当直医のための小児救急ポケットマニュアル. 五十嵐隆監修. 東京, 中山書店, 2014, 77.

6) 上村克徳ほか. "呼吸困難（急性上気道閉塞）". ケースシナリオに学ぶ小児救急のストラテジー. 日本小児救急医学会ほか監修. 東京, へるす出版, 2009, 60.

7) 横山美貴. "クループ症候群". 小児の救急・搬送医療. 小児内科. 51（増刊号）, 2019, 485.

8) 前掲書 2). "クループ症候群". 180-1.

9) 日本救急看護学会トリアージ委員会編. "トリアージナースとは". トリアージナースガイドブック 2020. 日本救急看護学会監. 東京, へるす出版, 2019, 10-2.

10) 林幸子. "咳嗽・喘鳴". フィジカルアセスメントと救急対応. 東京, 中山書店, 2014, 150-60.

11) 岩崎美和. 呼吸障害. こどもケア. 6（1）, 2011, 23.

（林 幸子）

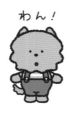
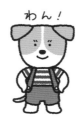
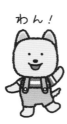

# MEMO

# ⑫ 高齢者救急

わん！

## はやわかり！ 患者のみかた・救急ナースの動きかた

### 高齢者の特徴

　高齢者をみるときの特徴として、加齢に伴う身体機能の衰えや基礎疾患など、さまざまなことを考慮する必要がある。さらに、症状が出にくいという特徴もあり、認知症などで見当識が失われることにより病状経過の聴取が困難なケースが多くみられる。そのため、緊急性が高い病態を見逃しやすいことが考えられる。高齢者の救急受診の特徴として、「いつもとなんか変」「いつもできていることができない」「なんとなく意識がおかしい」といったことで来院することが多い。患者本人に問診しようとしても、「何ともない」「どこも悪くない」などと情報の聴取が困難なため、本人だけでなく、家族や介護者から病歴聴取を行い「いつもと何が違うのか」を明確にしていくことが重要となる。

　高齢者は糖尿病、高血圧、慢性心不全、骨粗しょう症、便秘症など非常に多くの基礎疾患を抱えていることがあり、たくさんの薬剤を処方されている。複数の医療機関を受診していることもあるため、処方内容が把握しにくい状況である。そのため、救急受診の原因が、それらの基礎疾患や基礎疾患に関わる薬剤に関係していることも考えておかなければ

ならない。

　高齢者の身体的・生理学的特徴についても理解しておくことが、高齢者の重症度評価のアンダートリアージを防ぐことにもつながる。

### 免疫系の特徴

　加齢により基礎体温は低下し、同時に外因性・内因性の発熱物質に対しての視床下部中枢の反応も低下する。そのため、高齢者は感染症にかかっても発熱しないことがある。

### 消化器系の特徴

　年齢とともに食が細くなることがあるが、背後に悪性腫瘍、抑うつ、薬剤の副作用・相互作用などが関係していることがある。また、加齢により腸蠕動運動は低下し、便秘傾向になる。便秘傾向を長期に放置すると宿便性イレウスを呈することもある。大腸がんなどの初期症状の場合があり、悪性腫瘍などの検索も必要となる。

### 呼吸器系の特徴

　高齢者の死亡原因の上位が、肺炎である。加齢により肺炎が増加するのは嚥下反射・咳反射低下による不顕性誤嚥が増えるからである。

## 腎・泌尿器系の特徴

加齢とともに糸球体濾過値（glomerular filtration rate；GFR）は低下する。しかし、血清クレアチニン値が低下しないことがある。そのため年齢、性別、血清クレアチニン値から GFR を推定する推算糸球体濾過値（estimated glomerular filtration rate；eGFR）がある。高齢者の腎機能は、血清クレアチニンではなく eGFR で評価する。

## 神経系の特徴

認知症の原因は、アルツハイマー認知症、レビー小体型認知症、脳血管障害などがあり、これらは進行が非常にゆっくりであるという特徴があるので、「急にぼけた」と救急外来を受診する場合、急速な発症であることがほとんどであり、呼吸・循環異常から来るせん妄や急性の脳血管障害を疑う。

疼痛の自覚に関しては、加齢に伴い自律神経系が機能低下する。このため、疼痛閾値上昇が起こり、心筋梗塞や急性腹症などが生じても痛みの訴えが軽くなり診断が遅れることがある。

## 循環器系の特徴

加齢とともに末梢血管抵抗が増大するため、収縮期血圧が上昇する。救急外来に高血圧で来院した場合は、急激な降圧により臓器血流障害を来す場合がある。

加齢によりカテコラミンに対する感受性が低下することにより、運動やストレス負荷に伴う心拍数の反応は低下する。そのため、出血性ショックを来しても頻脈にならないが、ショックではないと判断するのではなく、高齢者では出血を来しても頻脈にならないと理解し、注意深く観察する。

わん！

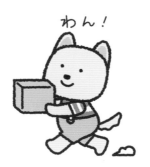

# 高齢者救急患者のみかた ✕

| 経過 | 患者 | ナース  |
|---|---|---|

**搬入時 0分**

### 症例提示
- **年齢・性別** 88歳・男性
- **既往歴** 20年前に胃ポリープ切除。2年前に高血圧（内服中）。
- **現病歴** 朝から食欲がなく、嘔吐あり。意味不明な言動もみられ、救急要請した。
- **来院時所見** 失見当識あり、呼吸やや促迫、末梢冷感あり。腹痛ははっきりせず。

#### 準備と調整
急性腹症で緊急性が高い可能性がある。高齢者であるため、観察を密にし、呼吸・循環の安定化のための準備と、緊急手術が適応となる疾患の可能性が強いため、他部門との調整を行う。
看護スタッフの調整も図り、ケアが行えるように準備する。

**搬入後 5分**

- **意識レベル** 開眼している。名前は言えるが場所は分からず
- **呼吸数** 28回/min。肺聴診で呼吸音異常なし
- **SpO₂** 97%
- **脈拍** 100回/min
- **血圧** 120/80mmHg
- **腋窩温** 37.2℃
- **腹痛** 触診にて苦痛表情あり

#### わん！POINT ①
### 患者アセスメント
やや呼吸が浅く、頻脈を認めている。ショック徴候を認めるため、緊急性が高いと判断する。
見当識障害もあるため、急性因子によるものが考えられる。
腹痛などの訴えがはっきりしないため、日常生活状況や理解度などについて家族から情報収集を行っていく。
緊急手術なども念頭に対応していく。

**搬入後 10分**

酸素5L投与開始。
静脈路を確保し、乳酸リンゲル液を投与開始。

#### 緊急度・重症度ともに高いと予測
上腹部に腹膜刺激症状もあるため、緊急度・重症度ともに高いと予測し、輸液ルートは20G以上で2本確保する。
また、輸液開始後の循環動態の変化を時間経過とともに評価していくことが重要。失見当識もあるため、ルート抜去などのリスク対応を行う。

**搬入後 10分**

腹部所見は上腹部の触診時に苦痛表情あり、腹膜刺激症状あり。

**搬入後 15分**

### 検査結果
- **エコー** 明らかな液体貯留なし。心機能低下なし
- **胸部X線写真** 明らかな所見なし
- **12誘導心電図** 洞性頻脈
- **血液ガス** 代謝性アシドーシス（表1）

#### 原因検索

原因検索として、上腹部痛から心筋梗塞などの疑いもあるため、情報を得ていく。
また、代謝性アシドーシスの進行から急変のリスクも高いと考え、CT検査などでの移動に際して、前後のバイタルサインの変化や検査中の急変に対応できるよう準備しておく。

# 救急ナースの動きかたチャート ①

## 緊急性を判断するための準備

まずは、急性腹症の緊急性を判断するため、バイタルサインの確認と検査がスムーズに行えるよう準備を行っていく。意識が清明でないため、中枢神経系の病態も考え、緊急性が高い場合、しっかり連携を図っていく。

救急患者の看護の中で、まず患者が搬送されてくる前に少ない情報から病態を予測し、受け入れ準備を行うことは重要であり、医療チームとして情報を共有しておくことが患者の救命につながるワン！

## プライマリーABCDE との実施とナースに望むこと

患者の第一印象をとり、プライマリーABCDE＊を実施する。
呼吸・循環に異常を来していることを速やかにナースから報告してもらい、静脈路確保や採血などを速やかに行ってもらうことで、原因検索のためのエコーなどができ、速やかな診断につながる。
この患者の日常のADL（日常生活動作）や認知レベルについて情報を得ることで、重症度や入院後の治療計画につながる。

＊プライマリーABCDE とは、患者の搬入直後から、生命維持のための生理機能の維持・回復を最優先として、まずABCDE アプローチに基づき診療を進めること（A：気道、B：呼吸、C：循環、D：意識、E：脱衣と体表・体温）。

フィジカルアセスメントを繰り返し、患者の緊急度と重症度を評価していくことは大切だワン！

## わん！POINT ❷

### 腹膜刺激症状から考えること・診察時にナースに望むこと

腹膜刺激症状があるということから、一番に考えるのは、腹腔内の炎症が壁側腹膜にも波及した状態である腹膜炎を合併していることである。
腹部の診察は、急性腹症の鑑別診断上重要な所見であり、特に手術適応などの決定に重要であるので、ナースには診察介助を行ってほしい。
腹腔内出血などが疑われる場合もあるため、ナースが所見をとるときは不用意な腹部への圧迫を避ける。

### 表1 ▶ 血液ガス結果

| pH | 7.064 | PCO$_2$ | 34.6 mmHg |
|---|---|---|---|
| PO$_2$ | 78.9 mmHg | HCO$_3^-$ | 9.4 mEq/L |
| BE | − 20.9 mEq/L | Lac | 13.4 mmol/L |

HCO$_3^-$が基準値より低値となっていることと pH がアシデミア状態になり BE も下がっていることから、代謝性アシドーシスが起こっていると考える。

| 経過 | 患者 | ナース  |
|---|---|---|

**搬入後 30分**

腹部CT 上腹部（肝臓外側区域周囲）に遊離腹腔内ガスを認める（図1）。空腸壁の肥厚あり（図2）。骨盤底に腹水を認める
血液検査 炎症反応上昇を認める（表2）

**わん！POINT ③**

### 検査結果と呼吸・循環動態からのアセスメント

腹部CTや検査結果からアセスメントを行い、急性腹症の中でも緊急性が高い腸管穿孔と診断された。炎症反応も上昇していることから、穿孔性腹膜炎の状態と考える。
代謝性アシドーシスの進行から高カリウム血症の進行による急変のリスクもあるため、モニターの変化に十分注意しておく。
呼吸・循環動態の変調から意識状態の変化も考えられるため、繰り返し生理学的評価を行っていく必要がある。

**搬入後 35分**

### 腸管穿孔と診断

腹部CTの結果、絞扼性イレウスによる腸管穿孔の診断となった。緊急開腹術が必要との診断により、手術室と調整して緊急手術の方針となる。

**搬入後 35分**

腹痛に対し、鎮痛薬を使用。
腋窩温 37.6℃
脈拍 112回/min
血圧 93/68mmHg
SpO₂ 99%

**わん！POINT ④**

### 痛みの緩和と患者・家族への精神的ケア

持続する疼痛による身体的苦痛があるため、痛みの緩和に努める。
緊急手術という状況下で、さらに混乱からせん妄に陥る可能性もあるため、処置・検査の説明や声かけなどを行うとともに、安全管理を十分に行っていく。
また、家族も患者の病状に対する不安が強いと考え、医師からの病状説明の理解度の確認や術前の家族との面会調整などを行っていく。
ICUへの入室オリエンテーションなどは、家族への説明が過多となるため、家族の理解の状況をみながら行っていくようにする。

**搬入後 60分**

緊急手術について、待合室で待機中の家族（長男）に説明がなされる。患者にも手術の説明がなされる。「何もないんだけどな」と現状理解は乏しいが、不穏行動なし。

**搬入後 60分**

### 家族面会

長男の「頑張れ。待ってるから」という声かけにうなずきあり。家族の面会で表情が穏やかに。

 **わん！POINT ⑤**

### 高齢者総合機能評価（CGA）を活用する

超高齢社会に向けて、救急の現場では救急外来に受診した患者に対し疾患にのみ目を向けるのではなく、高齢者の身体、精神・心理機能、社会的背景など包括的・総合的に情報収集する。その方法として、高齢者総合機能評価（CGA）がある。

# 救急ナースの動きかたチャート②

## 手術オーダー、術前指示、輸血や薬剤オーダー

速やかな手術準備を行うため、手術オーダーや術前指示、輸血や持参薬剤のオーダーなどを進める。そのため、患者の変化については、ナースが注意深く観察し報告を行ってほしい。
準備に不足がないよう、ナースにも確認してほしい。

## 緊急手術にあたってナースに望むこと

緊急の手術であるため、安全に搬送できる準備はもちろん、患者の状態から短時間で搬送できるように準備を行い、速やかに手術室への搬送を行ってほしい。

穿孔性腹膜炎の診断で、腹腔鏡下穿孔部閉塞術、腹腔洗浄、ドレナージ術実施の準備を行う。

高齢者は緊急入院という急激な環境の変化で、抑うつを合併することがある。術後経過を見ながら早期から介入していくことが大切だワン！

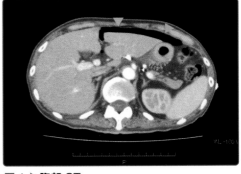

**図1 ▶ 腹部 CT**
遊離腹腔内ガスを認める

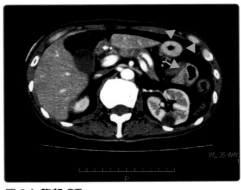

**図2 ▶ 腹部 CT**
空腸壁肥厚を認める

**表2 ▶ 血液検査**

| WBC | 3,700/μL ↓ | RBC | 3,330,000/μL ↓ |
|---|---|---|---|
| 血色素 | 10.4 g/dL ↓ | Ht | 31.8% ↓ |
| Plt | 269,000/μL | CRP | 10.83 mg/dL ↑ |
| GOT (AST) | 105 IU/L ↑ | GPT (ALT) | 82 IU/L ↑ |
| γ-GTP | 46 IU/L | BUN | 12.9 mg/dL |
| Cr | 0.65 mg/dL | Na | 137 mEq/L |
| K | 4.5 mEq/L | | |

# 看護のPOINT

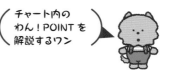

チャート内の
わん！POINT を
解説するワン

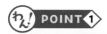

## わん！POINT 1

### アセスメントの要点

　患者搬入時点で、まず第一印象を確認する。意識、呼吸、循環をざっと評価し、最初の重症度と緊急度を判断する。この患者の場合は、開眼を認め、呼吸は明らかな異常がなく、血圧も保たれているが、末梢冷感のショック徴候があると判断できることから緊急性が高いと判断し、速やかに初療室に入室し、モニタリングを開始しながら生理学的な評価を行っていく。この流れを医師と共通して行っていくことで、チーム医療が発揮でき、患者の速やかな救命処置、および診断へと流れることになる。

　症例の患者の生理学的な評価として、意識は意味不明な言動があり、呼吸の評価では肺聴診にて呼吸音異常は認められず、SpO$_2$も97％であった。循環としては、末梢冷感が持続しており、軽度頻脈傾向が考えられる。自覚症状としての腹痛ははっきりしないため、嘔吐などを認めていることから、急性腹症が強く考えられる。しかし、意識状態も清明とは言えない状態であるため、中枢神経系の異常も視野に身体所見をとる必要がある。また高齢者の特徴として、ショックであっても頻脈とならないことがあるため、注意深く変化を観察していくことが重要である。現段階では、緊急性が高いことが予測され、緊急薬剤使用の可能性も考え、必要時には静脈路を2本確保するなど、病態を予測した対応が必要

である。

　さらに、本人からの病歴聴取が困難な状況であるため、家族から病歴聴取や日常生活の状況などの情報を収集することで、現在の意識状態が急性病態によるものか、高齢による認知レベルの低下なのかをアセスメントしていく必要がある。

　フィジカルアセスメントのポイントを下記に示す。

- 視診：体位、腹部膨満、腹部手術痕の有無
- 聴診：腸蠕動音、血管雑音の聴取
- 触診：圧痛点、腹膜刺激症状、筋性防御
- 打診：腸管内ガス、腹水の有無

## わん！POINT 2

### 急性腹症の手術適応

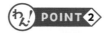

　急性腹症（表3）を起こす疾患[1]としては、消化器系や腹部血管系だけでなく、尿路系、婦人科系などが原因となるさまざまな場合がある。その中で緊急手術を決定する身体所見として、腹膜刺激症状がある。

　腹膜刺激症状とは、反跳痛（ブルンベルグ徴候）、筋性防御、板状硬などの所見である。これらが得られた場合、陽性と判断し緊急手術を考慮する。反跳痛とは、罹患部を手で圧迫し、次いで急に手を離したときにさらに痛みが増強する症状である。筋性防御とは、腹部の触診をしたときに腹壁の筋肉が緊張し硬くなっている状態で、罹患部の壁側腹膜に分布する肋間神経、腰神経を介した腹筋の反射性緊張亢進から起こる。この症状が強くなる

表3 ▶急性腹症の分類と手術適応

| 緊急手術を要する<br>（保存的治療禁忌） | 保存的治療優先<br>（場合によって手術） | 保存的治療が原則 | 鑑別すべき<br>腹部以外の疾患 |
|---|---|---|---|
| 1. 臓器の破裂・穿孔<br>　a. 汎発性腹膜炎<br>　　消化管穿孔<br>　　穿孔性虫垂炎<br>　　胆嚢穿孔<br>　b. 腹腔内大量出血<br>　　子宮外妊娠<br>　　大動脈瘤破裂<br>2. 臓器の血行障害<br>　絞扼性イレウス<br>　嵌頓ヘルニア<br>　腸重積<br>　急性腸間膜血管閉塞<br>　軸捻転（胃、腸、卵巣、胆<br>　嚢など）<br>3. 重症の腹腔内炎症<br>　感染を伴った急性膵炎<br>　壊死性急性虫垂炎<br>　壊死性急性胆嚢炎 | 1. 出血<br>　胃・十二指腸潰瘍出血<br>　小腸、大腸出血<br>　肝がん破裂<br>2. 中等症の腹腔内炎症<br>　カタル性急性虫垂炎<br>　軽症胆嚢炎<br>　感染のない重症急性膵炎<br>　被覆性消化管穿孔<br>3. 腸閉塞<br>　単純性腸閉塞 | 1. 軽症の腹腔内炎症<br>　急性胃腸炎<br>　合併症のない胃・十二指腸潰瘍<br>　骨盤内腹膜炎<br>　付属器炎<br>　大腸憩室炎<br>　虚血性腸炎<br>　腸間膜リンパ節炎<br>　腸間膜脂肪織炎<br>　月経中間痛<br>　原発性腹膜炎 | 1. 胸部疾患<br>　胸膜炎<br>　肺炎<br>　気胸<br>　肺塞栓<br>2. 循環器疾患<br>　急性心筋梗塞<br>　急性心嚢炎<br>3. その他内科疾患<br>　尿毒症<br>　急性ポルフィリア<br>　急性鉛中毒<br>　帯状疱疹<br>　急性副腎不全<br>　Schönlein-Henoch 紫斑病<br>　脊髄癆性クリーゼ<br>　神経症<br>4. 泌尿器科疾患<br>　尿路閉塞（結石）<br>　急性腎盂腎炎 |

日本救急医学会監. 荒木恒敏. "急性腹症". 標準救急医学. 第4版, 東京, 医学書院, 2009, 579. より転載

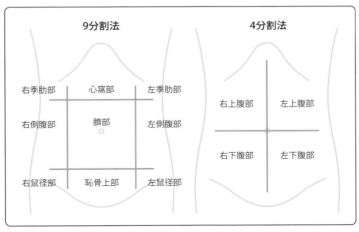

図3 ▶腹壁の区分 （文献2より転載）

と、筋は持続的に硬直性攣縮を認め、筋硬直を来す。これを板状硬という。

### 腹部所見をとるときのポイント

　腹部の所見をとるときは、仰臥位で腹壁（図3）[2]を弛緩させる目的で、患者の両膝を立てる。激痛のある患者であれば、仰臥位などへの体勢の変更が苦痛となることが多いた

め、医師と連携し、診察するタイミングで患者の体位を調整し、速やかに診察ができるように介助することが重要である。また、腹部の所見をしっかりとるために腹部を露出するが、この際にプライバシーに配慮するとともに、発熱を伴っている場合が多いため悪寒などの苦痛についても最小限にとどめられるよ

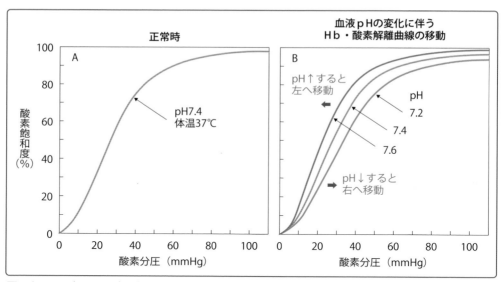

**図4 ▶ヘモグロビン（Hb）・酸素解離曲線**（文献3より転載）
代謝性アシドーシスになるとpHが低下し、解離曲線が右へ移動する。そうすると酸素飽和度（SpO₂）を90％に保つためには血中の酸素分圧をさらに上昇させないといけない。

うに介助を行う。
腹膜刺激症状は体性痛に分類され、穿孔性腹膜炎や腹腔内出血、重症膵炎などの病態が予測される。症状の変化を見るため、繰り返し腹部所見を確認することが重要であるが、触診で腹圧を上げることで病態を悪化させる場合があることも理解し、症状がある時は愛護的に確認することが重要である。

**POINT❸**

### 穿孔性腹膜炎の病態から予測すること

穿孔性腹膜炎の病態から、代謝性アシドーシスの状態になる。そのため細胞外にカリウムが増加することで、血中のカリウム値も増加し、進行すれば高カリウム血症となる。そうなると心電図上、不整脈が出現しやすくなるため、モニターの変化に十分注意する必要がある。
症例の患者の場合、小腸穿孔による腹膜炎

が疑われ、現段階で感染徴候を認めていることから、高リスクの状態であると考える。ショックによる末梢の酸素欠乏状態が持続することで、さらなる代謝性アシドーシスの進行が予測される。アシドーシスの進行は、カリウムの上昇だけでなく、酸素解離曲線（図4）[3]を右方移動させ、ヘモグロビンの酸素結合力が低下し、酸素を離しやすくなるため、組織が低酸素状態となる可能性がある。そのため継続的にバイタルサインを測定する必要がある。原因検索などのために、CT室や手術室への移動が患者には伴うことから、病態の悪化に十分注意し、安全に移動できるように前後の状態観察と移動中のモニタリングや急変対応物品の持参などを考慮しておく。

**POINT❹**

### 高齢者への精神的・身体的ケア

高齢者が緊急手術を受けるにあたっては、さまざまな合併症のリスクはもちろん、もとも

と認知症を発症していることから、せん妄のリスクが高くなるとともに、ADL（activities of daily living：日常生活動作）の低下が懸念される。せん妄の発症は、基礎疾患の悪化やリスク管理上の問題から治療継続を困難にするとともに、長期臥床によるトラブルも招きやすい。せん妄のケアにおいては、身体的なケアと安楽なケアが重要とされている。高齢の重症患者では、安楽ではない状態（疼痛や安静など）が自律神経やサーカディアンリズム（概日リズム：約24時間を周期とする内因性のリズム）に悪影響を及ぼすと考えられる。そのため、疼痛に対するケアは、安楽の欲求という看護の視点で重要である。

　具体的なケアとしては、患者に現状認知の促進ができるような声かけを繰り返し行い、不安に対してタッチングを行ったり手短な簡単な言葉で説明するなどのほか、家族のケアとして、少しでも落ち着いて患者と面会できるよう環境を整える。また、家族に対してせん妄について早期に説明しておき、家族の面会がせん妄悪化を防ぐ対策となることを説明し、協力を得るようにする。

**わん！POINT⑤**
## 高齢者総合機能評価（CGA）の活用

　高齢者総合機能評価(comprehensive geriatric assessment：CGA）では、患者の身体機能、精神・心理機能、社会的背景などを包括的・総合的に評価し、問題点を抽出し、必要な介入を早期に行うことが重要である[9]。しかし、救急外来で評価をすべて行うことは困難であるため、簡易CGAなどを活用する。このように早期に介入することで、入院時に必要な診療計画に役立てることができる。

●引用・参考文献
1) 日本救急医学会監. "消化器系". 標準救急医学. 第5版, 東京, 医学書院, 2014, 338-42.
2) 三浦邦久. 腹部. エマージェンシー・ケア. 2011,（305）増刊, 65-71.
3) 相引眞幸. "酸素療法の基礎". クリティカルケア実践ハンドブック. 小栗顕二編. 京都, 金芳堂, 2003, 39-40.
4) 日野原重明ほか監修. "急性腹症". 救急. 第2版, 東京, 中山書店, 2007, 210-20.
5) 角泰雄也. "急性腹症・腹部外傷（腹膜炎）". 消化器外科ケア. 宇佐美眞編. 東京, 照林社, 2010, 205-8.
6) 玉井文洋. 腹痛. 前掲書2). 156-68.
7) 岩田充永. "高齢者の身体的・生理学的特徴". 高齢者救急：急変予防&対応ガイドマップ. 東京, 医学書院, 2015, 9-24.
8) 伊藤聡子ほか. "せん妄・鎮静のマネジメント". 救急・重症患者と家族のための心のケア：看護師による精神的援助の理論と実践. 山勢博彰編. 大阪, メディカ出版, 2010, 105-13.
9) 長谷川浩. 高齢者救急において高齢者総合機能評価（CGA）はどう活用すべきですか？. Geriatric Medicine. 56（10）, 2018, 995-8.

（吉次育子）

2章　救急での動きかた・患者のみかた〈実践〉⑫高齢者救急

# ⑬ 多発外傷（初療から）

わん！

## はやわかり！ 患者のみかた・救急ナースの動きかた

### 多発外傷患者の受け入れまで

　患者搬入までに行うこととして、まず情報収集と情報共有がある。救急隊またはプレホスピタルスタッフの情報から外傷の程度をアセスメントし、さまざまな状況を考えながら受け入れ準備を行う。外傷患者の情報収集を整理する手段として「MIST」（表1）が外傷病院前救護ガイドライン（JPTEC™）や外傷初期診療ガイドライン（JATEC™）により推奨されている[1]。

　得られた情報は医師と看護師をはじめとする医療スタッフで共有する。病態を予測しながら医療スタッフの招集、蘇生用具一式と加温（39℃）した輸液類、各種モニターの準備、ポータブルX線撮影の依頼と超音波診断装置の準備を行う。また、感染に対する標準予防策（スタンダードプリコーション）が必要である。準備した人工呼吸器を含めた各医療資器材は、すぐに使用できる状態にしておくことが重要である。

### 多発外傷患者の受け入れ後

　救急車が到着したら患者を迎えに行き、初療室まで搬送しながら第一印象を確認する。緊急度を確認し周りの医療スタッフ全員に伝え、情報を共有することが重要である。

　呼びかけて反応をみる。「分かりますか。お名前は？」と尋ねて気道の開通と意識の把握を行う。同時に胸郭の動きを見ながら呼吸の有無、速さ、深さをみる。橈骨動脈に触れ脈拍を大まかに把握し、皮膚色調、皮膚温、湿りを確認して循環を把握する。

　初療室に搬入したら、酸素の切り替えを行い、モニターを装着してバイタルサインを測定する。

　頸椎保護とアンパッケージ（全脊柱固定の解除）を行い、JATEC™[2]の primary survey（PS）（蘇生の要否を判断する観察）の ABCDE アプローチ*に基づき観察を行う。異常があれば、その異常に対し蘇生処置を行う。観察は医師や看護師が協働して行い、観察した情報は共有することが重要である。

表1 ▶ MIST

| M | 受傷機転（Mechanism of injury） |
|---|---|
| I | 主な受傷部位（Injury site） |
| S | ロード＆ゴーの適応となったサイン（Signs） |
| T | 病院前救護処置（Treatment） |

＋

| 年齢・性別・到着予定時間 |
|---|

＊ Airway（気道）、Breathing（呼吸）、Circulation（循環）、Dysfunction of CNS または Disability（中枢神経障害）、Exposure & Environmental control（脱衣と体温管理）の頭文字をとったもの。生理学的な徴候の異常を観察し、並行して蘇生を行うこと[2]。

## 気道確保・呼吸管理

　気道確保の方法には、簡便な方法として用手的気道確保やエアウェイなど器具を用いる方法、確実な気道確保としては気管挿管と外科的気道確保がある。気道確保の適応は、気道閉塞もしくは閉塞する恐れがある場合、低酸素を呈する呼吸状態、ショック、意識レベル低下である。

## 初期輸液療法

　ショックと判断すれば、まず初期輸液療法を行う。できるだけ太い静脈留置針で上肢にルート確保を行い、輸液に伴う低体温を予防するために39℃に加温した細胞外液を使用する（ショックの重症度に応じてレベル1®システム1000などを使用する）。

## ショックの原因検索

　初期輸液療法と並行してショックの原因検索を行う。PSで行われる検査は迅速簡易超音波検査であるFocused Assessment with Sonography for Trauma（FAST）、胸部・骨盤X線撮影である。

### 確定診断から緊急手術開始まで

　確定診断後、緊急手術が必要となる患者の時間的緊急性を医療スタッフ全員が認識して行動しなければならない。外傷患者においては、受傷から1時間以内に根本的治療を開始することが重要であり、この1時間を「golden hour」といい、この時間を可能な限り短くすることが外傷患者の救命に直結する。

　医師だけでなく、看護師も患者の生理学的徴候の異常と急激な変化を経時的に観察し、アセスメントしながら医師や他のコメディカ

ルスタッフとコミュニケーションを図り、情報を共有しながら対応する必要がある。

　緊急に赤血球の輸血が必要な場合は、O型濃厚赤血球を輸血する。また新鮮凍結血漿の輸血が必要な場合はAB型新鮮凍結血漿を準備する。異型輸血した場合は、投与後の溶血反応などの副作用の出現には十分に注意が必要である。

### 緊急手術

　体温管理について、「外傷死の3徴（deadly triad）」として低体温、代謝性アシドーシス、血液凝固障害の要素があり、それぞれの要素が助長し合い悪循環を形成し、出血制御不能となり予後を悪化させる。看護師は患者の低体温に早期から介入し、低体温予防に努める。体温管理を持続的に行うために、膀胱温や鼓膜温を測定するセンサーを使用する。

### 家族対応

　外傷患者の家族は、突然の出来事により精神的に不安定な状況に陥ることを十分に理解して、その対応にあたる必要がある。家族が来院したら、できるだけ早い段階で対応を行う。対応時にはまず、名札を見せるなどして自己紹介をしてから説明を始める。家族の心理状態を察しながら対応することが重要で、タイミングを見ながら医師からのinformed consent（IC）や患者との面会の機会を調整する。

　患者の私物管理について、特に外傷患者は付き添いがなく搬送されてくる場合が多い。患者の私物はすべて記録し、保管する。患者や家族に返却する際には返却した看護師や受け取り者にサインをもらうなど、明確にすることでトラブル防止となる。

# 多発外傷患者のみかた ✕

| 経過 | 患者 | ナース |
|------|------|--------|

**搬入前 15分**

### 症例提示

**救急隊からの情報** 軽自動車対普通車の正面衝突。軽自動車の助手席に乗車中。初期評価にて意識レベルが3桁であり、受傷機転および意識レベル低下からのロード＆ゴー。リザーバー付き酸素マスク10L/min投与、全脊柱固定済み。約15分後に病院到着予定。

 **わん！POINT ❶**

### 患者搬入前の準備

- 情報をアセスメントして、気管挿管器具一式と加温輸液の準備。超音波診断装置の準備。
- ストレッチャー搬入路を確保し、室温の調整と感染防止対策を行う。
- リーダーナースは情報を整理し、簡潔明瞭にスタッフに伝え、必要な人員を確保し配置を指示。
- 緊急輸血の在庫確認と新鮮凍結血漿融解装置の準備。
- 診療放射線技師に撮影準備を依頼し、いつでも撮影ができる体制を整える。
- 重症頭部外傷で緊急手術の可能性もあるため、手術室への応援要請と緊急手術の準備を依頼する。

**搬入時 0分**

### 全脊柱固定を実施中

酸素10L/min投与中。
気道は舌根沈下あり。
病院到着直前に全身間代性痙攣あり。
橈骨動脈の触知は速く弱い。
顔面挫傷からの出血は圧迫止血にてコントロールできている。

### 患者の状態確認

- 自分でも患者の状態を確認する。
- 第一印象の情報から優先順位を考え、準備・処置介助は分担する。どちらも同時進行で行う。
- 輸液ルート確保の準備。薬剤の準備。
- 吸引と気管挿管準備（ビデオ喉頭鏡）。外傷における気道確保を安全に行うために、ナースもビデオ喉頭鏡などの特徴や準備方法などを熟知しておく必要がある。

**搬入後 3分**

### バックボードごと初療室ベッドへ移動

**心拍数** 120回/min
**血圧** 70/42mmHg
**呼吸数** 28回/min
**SpO₂** 100%
**体温** 35.0℃
**GCS** E1V1M4

18Gで輸液路を確保し、初期輸液開始。ビデオ喉頭鏡を使用し気管挿管。アンパッケージ、脱衣。

**わん！POINT ❸**

- モニターを装着しバイタルサイン測定。酸素の接続を切り換える。モニターの値だけでなく、フィジカルからショックを早期に認知する。
- 輸液路確保の介助を行い、初期輸液を開始し指示された薬剤の投与。採血実施。
- 同時進行で気管挿管を介助する。医師とともに挿管後の位置を確認し気管チューブを固定。
- 頸椎保護に注意しながらアンパッケージを介助。衣服を裁断し脱衣する。低体温に注意し積極的に保温する。
- Primary survey、FASTの情報を確認し情報を共有。X線写真（胸・骨盤）の撮影を介助。

# 救急ナースの動きかたチャート ①

ドクター

### 患者受け入れの指示

- 全スタッフに情報を伝え情報共有。
- 病態予測から治療方針を指示。
- 重症頭部外傷による緊急穿頭術の可能性があるため、手術対応を指示。
- 緊急輸血のため、血液の在庫確認と輸血準備を指示。
- 採血、画像検査のオーダー。

> 調整のためには
> 分かりやすい
> コミュニケーションが
> 必要だワン！

> 準備する時は思いついた物
> を手当たりしだいに準備せ
> ず、気道・呼吸・循環・
> 体温というように系統立て
> て準備するといいワン！

## わん！POINT ❷

### 第一印象の把握

- 救急車まで迎えに行き、第一印象を把握する。「A（気道）、C（循環）の異常あり」
- 緊急度を初療スタッフに伝える。

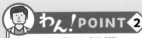

> ロード＆ゴー（load and go）と
> は、生命維持に関係のない部位
> の観察や処置を省略し、生命維持
> に必要な処置のみを行って、一刻
> も早く外傷治療が可能な医療機関
> （救命救急センターなど）へ搬送
> するための判断と行為の全体的な
> 概念[3]だワン！

## わん！POINT ❹

- 下顎挙上し気道確保する。
- ショックを早期に認知すること。
- 輸液路を 18G 留置針で確保。
- 鎮痛・鎮静薬の指示をする。
- ビデオ喉頭鏡を使用し気管挿管を実施。
- 7.5mm 22cm 固定。挿管後の気管チューブの位置を確認。
- アンパッケージ・頭部保持。
- 人工呼吸器の設定。
- Primary survey の続きを確認する。
- 放射線撮影の指示。
- FAST の実施。

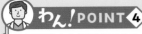

> 第一印象の緊急度を
> 初療の場にいる
> 医療スタッフに
> 伝えるワン！

# 多発外傷患者のみかた×

| 経過 | 患者 | ナース  |
|---|---|---|

**搬入後 15分**

### CT 撮影
- 心拍数 84 回/min
- 血圧 126/70mmHg
- 呼吸数 18 回/min
- SpO₂ 100%
- EtCO₂ 26mmHg
- 体温 35.0℃

 **わん！POINT 5**

#### 移動時の注意点
CT 撮影のための移動時は事故抜去がなく移動がスムーズに行われるよう気管チューブや輸液路、モニター類を整理する。また、搬送中や CT 撮影中の観察は特に注意し、状態変化時の対応が遅れないようにする。

---

**搬入後 20分**

### 確定診断後治療方針決定
交通多発外傷（外傷性クモ膜下出血、脳挫傷、腹腔内出血、外傷性膵損傷）に対し ICP（頭蓋内圧）センサー挿入術、救急室開腹術の治療方針が決定する。

#### 緊急手術の準備
- 緊急手術の準備、器械類の展開介助。
- 温度センサー付き尿道バルーン留置。
- ベアーハガー™（エアパッド加温装置）にて保温開始。
- 頭部を剃毛し、患者の手術準備を行う。

---

**搬入後 30分**

### 救急室開腹術・ICP 挿入術開始
- 心拍数 82 回/min
- 血圧 124/72mmHg
- 呼吸数 20 回/min
- SpO₂ 100%
- EtCO₂ 34mmHg
- 体温 34.8℃

#### 緊急手術対応
①全身状態の観察
体温、脈拍、血圧、尿量、皮膚色、心電図などの観察。薬剤や輸血が行われた際の副作用の観察。
②出血量の確認
吸引（出血）量、ガーゼのカウント。
適宜、ドクターに報告すること。
③低体温予防
持続的な体温のモニタリング。

#### 手術終了後の確認
- 出血量、尿量の確認。
- 器械・針・ガーゼのカウント。
- 対極板を貼付した部位の皮膚異常（火傷などの発赤や水疱形成）を確認する。
- 手術中のゴミ（医療廃棄物）はすべてのカウントが終わってから処分する。

---

**搬入後 60分**

### デュープルドレーンを留置し、低圧持続吸引を開始
ダメージコントロール術が終了。
- 心拍数 86 回/min
- 血圧 132/82mmHg
- 呼吸数 20 回/min
- SpO₂ 100%
- EtCO₂ 25mmHg
- 体温 34.6℃

動脈路留置。
フィラデルフィアカラー装着。
胃管カテーテル挿入。

**わん！POINT 8**

#### 入院の準備
- 挿入物の挿入の長さや固定状態を確認。挿入物などのルートを整理。
- IC や患者との面会時間を調整。できる限り同席し、家族の様子などの情報を引き継ぎ、情報を共有して家族看護を行う。
- 患者の私物確認と家族への返却。
- 家族を案内し、説明する。

---

**入院**

CT 撮影後、集中治療室へ移動。

# 救急ナースの動きかたチャート②

 **ドクター**

---

## 画像診断から治療方針を決定
身体所見・診断と併せて、画像診断から治療方針を決定する。

CT 搬送時、撮影時は患者の状態変化に注意して!

---

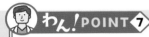 **わん!POINT 7**
## 低体温に注意
- 緊急手術、緊急輸血の指示。
- 外傷患者は予定手術患者以上に低体温になりやすい。術前からの積極的な保温が重要である。

緊急手術は時間との闘いだワン!

---

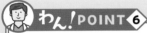 **わん!POINT 6**
## 緊急輸血の指示
- 抗菌薬投与の指示。
- 緊急輸血の指示。
- 低体温予防：積極的な保温
- 血液凝固異常の予防：新鮮凍結血漿などの緊急輸血
- 代謝性アシドーシスの進行防止：ショックの早期離脱
- 出血量に注意する。

---

挿入物の位置を確認。

効果的で、明確なコミュニケーションを行い、チームワークを確立させることが大事だワン!

---

- 家族への術後説明を行う。
- 術後指示を行う。

---

- 入院後、呼吸・循環管理。
- 積極的な復温。
- 術後の無気肺、肺炎予防。
- 積極的な体位変換・体位ドレナージ。

外傷患者は低体温に注意して!

2章　救急での動きかた・患者のみかた〈実践〉⓭多発外傷（初療から）

確定診断後〜入院

# 看護のPOINT

（チャート内の
わん！POINTを
解説するワン）

## わん！POINT❶

### 患者情報は簡潔明瞭に収集し伝達する！

外傷患者情報には、患者の生命を左右するような情報が含まれているため、短時間で必要かつ重要な情報を簡潔明瞭に収集し、スタッフに知らせることが必要である。また、正確な情報収集と伝達を行うためには「メモをとる」ことも大切である。

患者の情報を収集し伝達する手段の一つとして「MIST」（表1〔前述〕）を活用する。MISTの情報に加え、年齢・性別、病院までの到着時間を確認する。もちろん患者の名前や生年月日が分かれば確認する。

表2 ▶ TAF3X & MAP & 切迫するD

| T | (Cardiac) Tamponade | 心タンポナーデ |
|---|---|---|
| A | Airway obstruction | 気道閉塞 |
| F | Flail chest | フレイルチェスト |
| X | Open pneumothorax | 開放性気胸 |
| X | Tension pneumothorax | 緊張性気胸 |
| X | Massive hemothorax | 大量血胸 |
| M | Massive hemothorax | 大量血胸（重複） |
| A | Abdominal hemorrhage | 腹腔内出血 |
| P | Pelvic fracture | 後腹膜出血（骨盤骨折） |
| 切迫するD | — | 重度頭部外傷 |

ほかにも、SAMPLE（Symptom：症状、Allergy：アレルギー歴、Medication：服薬歴、Past medical history：既往歴、Last oral intake：最終の食事、Event preceding the incident：受傷機転）やGUMBA（G：原因、U：訴え、M：めし、B：病気・病歴、A：アレルギー）で情報を伝達する手段もある。

### 必要物品の準備は何をする？

情報から外傷の程度・病態、行われる治療、処置を予測して必要な物品の準備や人員の確保と調整を行う。調整のカギは、情報をいかに相手に伝えるかであり、分かりやすくコミュニケーションを行うことが重要である。忙しくなるとどうしても言葉遣いが荒く、語気が強くなることがあるが、そういったことに注意しながらアサーティブなコミュニケーションを行うことが必要である。

また、準備する時には思いついた物を手当たりしだいに準備するのではなく、気道・呼吸・循環・意識・体温というように系統的に考えて行うことで、迅速に漏れなく準備することが可能である。

### 外傷で念頭に置いておかなければならない損傷と病態！

「TAF3X & MAP & 切迫するD」（表2）で覚えておく。

## わん！POINT❷

### 第一印象を把握して周囲に伝える！

患者と接触すると同時にABCDEの異常と外

出血の有無について素早く把握し、印象（緊急度）を周りの医療スタッフに伝える（表3）[2]。

　緊急度とは生命を脅かす危険性の強度であり、時間的な要素を重視した尺度のことをいう。緊急度は生理学的徴候から病態を把握することにより得られるものである。

## わん！POINT❸

### ショックを早期に認知する！

　血圧の値だけではなく、フィジカルアセスメントからショックを認知することが重要である。

①**意識レベル**：初期には不穏、興奮、攻撃的な意識状態
②**脈拍**：弱い、速い
③**毛細血管再充満時間**：2秒以上
④**血圧**：脈圧の狭小化
⑤**呼吸**：下顎呼吸、呼吸促迫
⑥**皮膚所見**：白く冷たい、湿潤している
⑦**尿量**：尿量減少

　外傷でのショックは90%以上が出血性ショックである。そのうち三大出血源は大量血胸、腹腔内出血、不安定型骨盤骨折である。

　非出血性ショックとして、心タンポナーデ、緊張性気胸、神経原性ショックがある。外出血があれば、まず滅菌ガーゼにて圧迫止血を行う。

### 静脈路の確保と初期輸液は？

　ショックの場合は、18G以上の留置針を用いて上肢の太い静脈に2本以上の静脈路を確保する。39℃に加温している細胞外液を急速輸液（初期輸液）する。成人は1～2Lを輸液し、循環の反応を観察して治療方針が決定される。初期輸液だけで出血のコントロールや循環動態の安定化が得られない場合は輸血の適応となる。

### 表3 ▶ ABCDE の把握

気道（A）と意識（D）の把握
➡呼びかけて反応をみる。
　「分かりますか？ お名前を教えてください」
呼吸（B）の把握
➡呼吸の有無、速さ、深さ
循環（C）と体温（E）の把握
➡脈拍の大まかな把握と皮膚の温度、湿潤、色調

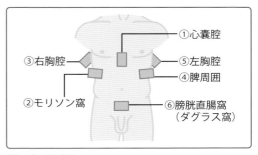

①心嚢腔
⑤左胸腔
④脾周囲
⑥膀胱直腸窩（ダグラス窩）
③右胸腔
②モリソン窩

図1 ▶ FAST

## わん！POINT❹

### 出血源の検索

　単純X線（胸部・骨盤）撮影と超音波検査（FAST）を組み合わせて血胸、腹腔内出血の有無を確認する。FASTとは迅速簡易超音波検査をいい、ショックの原因となる心嚢、胸腔、腹腔内の体液貯留の検索を目的とした検査である。

　FASTにより心タンポナーデや大量血胸、腹腔内の臓器損傷を疑い、腹腔内出血の程度を判別することが可能である。FASTの情報は医師と共有して、次の処置の準備を考える必要がある。FASTはprimary surveyの「C」（Circulation：循環評価）で行い、①心嚢腔、②モリソン窩、③右胸腔、④脾周囲、⑤左胸腔、⑥膀胱直腸窩（ダグラス窩）の順で実施される（図1）。

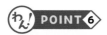

## POINT⑤

## 「切迫するD」に注意！

　以下の症状のどれか1つでもあれば「切迫するD」（生命を脅かす重症頭部外傷）と判断する。

- GCS 8点以下、または JCS 30以上
- 意識レベルの低下（GCSで2点以上の低下）
- 脳ヘルニア徴候を伴う意識障害
- 瞳孔不同、片麻痺、高血圧を伴う徐脈（クッシング現象）

　PSで「切迫するD」があると判断した場合、PSの次に行う secondary survey（SS）（根本治療を必要とする損傷の検索）の最初に頭部CTを撮影する。

　CT検査に行く前には、再度患者の呼吸・循環動態が安定していることを確認することが重要である。また、患者の移送には危険が伴う。そのため、蘇生の必要性をすぐに判断できるように搬送用モニターを準備し、常にモニターに注目しておくことと、患者からできるだけ目を離さないようにする。

　CT搬送時、検査時には患者の状態を頻回に観察し、異変があれば直ちにABC（気道、呼吸、循環）の観察を行い医師に報告しなければならない。蘇生が必要な場合はすぐに初療室に戻り、対応する。

## POINT⑥

## 緊急輸血をするときは？

　初期輸液だけで出血コントロールができない場合や循環動態の安定が得られない場合は、輸血の適応となる。

　血液型を確実に判定できれば、同型血液を輸血することが優先される。血液型の判定も

待てないような緊急性があり、輸血が必要な場合は、O型濃厚赤血球、AB型新鮮凍結血漿を輸血する（施設基準に従うこと）。輸血可能な濃厚赤血球と新鮮凍結血漿が何単位あるかを確認し、医師と情報共有しておくことが必要である。

　また、新鮮凍結血漿の融解には時間がかかる。いつでも融解を開始できるよう、事前に融解装置を準備しておく必要がある。

　輸血製剤は低温保存されているため、輸血時には加温して輸血する必要がある。

　異型輸血を使用した場合は、投与後の溶血反応などの副作用の出現には十分に注意して観察すること。

　また、交差試験適合血以外の輸血については、事前に院内輸血部に緊急輸血についての対応を確認しておく必要がある。

### 緊急手術時の準備

●開腹術の適応基準

①腹腔内出血

1）初期輸液に反応しないショック症例

2）出血の持続する症例

②管腔臓器損傷

　胃、十二指腸、小腸、大腸、胆管、膀胱（腹腔内破裂、尿管などの破裂・断裂）

③その他の鈍的損傷

　実質臓器の広範囲な損傷、腎茎部損傷、主膵管損傷など

④鋭的外傷

　腹腔または後腹膜を貫通する銃創、消化管脱出例、胃・直腸または尿路からの出血

　以上が救急室開腹術の適応となる。

●患者の準備

- 患者の衣服の除去：衣服以外に、義歯・補聴器・メガネ・指輪・湿布などの除去を確認すること。

- 患者の保温：ベアーハガー™、レベル1®システム、レンジャー™など。輸液、輸血する場合は加温する。創洗浄液・体腔内洗浄液・灌流液は加温する。術野以外の体表面は被覆すること。
- 尿道カテーテルは、できれば温度センサー付きのものを挿入する。外傷患者は容易に低体温となるため、適切な体温管理をするために鼓膜センサーか温度センサー付き尿道カテーテルを挿入し、連続的に体温測定を行う。
- キーパーソンとの連絡：時間的制約のある中で、身元の確認や患者情報の収集を行うため、またキーパーソンに治療に関する判断を委ねなければならない場合が少なくないため、できるだけ早くに連絡をとる必要がある。
- アレルギーの有無の確認
- 既往歴の確認
- 内服の確認

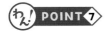 **POINT 7**

## 外傷患者の体温管理

外傷死の3徴（deadly triad）を図2に示す。このように外傷死の3徴は相互に関連している。

---

- **低体温**：深部体温35℃以下
- **代謝性アシドーシス**：pH 7.2未満またはBE <− 15mEq/L
- **血液凝固障害**：PT、APTTが50%以上の延長

---

大量出血による凝固因子消費、ショックによるアシドーシス進行、大量輸液・輸血による低体温増悪が悪循環を形成し出血制御不能となる。

看護師として、早期から患者を低体温にさせないように介入する必要がある。

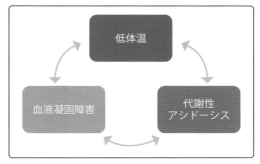

図2 ▶ 外傷死の3徴

---

- 体温の把握のために以下を行う。
- 搬入時の体温測定
- 持続的体温測定（鼓膜、膀胱、直腸）
- 体温低下を予防するために以下を行う。
- 汚染、濡れている衣類の除去
- 体表の血液や体液の清拭など
- 加温輸液（39℃）
- 輸液加温装置の使用
- 室温調整
- 電気毛布、ベアーハガー™の使用
- 洗浄用生理食塩水の加温
- 加温庫の輸液の管理、把握

---

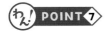 **POINT 8**

## 外傷患者と家族の心のケア

● **外傷患者と家族の心理的状態**[1]

①突然の出来事による精神的危機状態

②多様な心配感情

③現状認知に時間がかかる

④外傷患者家族のニード：
- 突然の出来事についてもっと強く知ろうという情報のニード
- 命が助かってほしいという保証（希望）のニード

● **家族対応のポイント**

家族が来院したら、できるだけ早くに面会

する。まず、家族の心理状態などの状況を確認し、看護師の可能な範囲で情報提供を行うことが、家族の最初の心のケアとなる。その初対面では第一印象が重要となる。清潔な身だしなみや、救急看護師としての整然とした態度は、家族にとって安心感を与える要因となる。短時間に家族との信頼関係を築き、自分たちが支援者として認識してもらうための技術を身に付ける必要がある。話をする時には、できるだけ専門用語を使わず、分かりやすい言葉で説明する。同じ目線で反応を確認しながらゆっくり落ち着いて話すことが重要である。

　緊急度や重症度が高い場合は、患者の観察や治療の介助なども多くなり、なかなか家族の元へ行けない場合があるが、可能な限り人員や時間を調整し、患者の情報を伝える努力をする。できれば家族の混乱を避けるために担当看護師を決めて対応するほうがよい。また、医師からの説明時は同席し、説明内容と家族の反応を確認することが重要である。救急外来において、家族がどのようなことを話し反応を示していたのか、自分たちがどのような支援を行ったのかということを入院先の病棟に伝えて継続することが、家族ケアの重要なポイントとなる。

●引用・参考文献
1) 日本救急看護学会監修. 外傷初期看護ガイドライン JNTEC. 改訂第4版, 東京, へるす出版, 2018.
2) 日本外傷学会外傷初期診療ガイドライン改訂第4版編集委員会編. 外傷初期診療ガイドライン JATEC. 日本外傷学会ほか監修. 改訂第6版, 東京, へるす出版, 2021.
3) JPTEC協議会・テキスト編集委員会編. 外傷病院前救護ガイドライン JPTEC. 東京, プラネット, 2005.
4) 外傷外科手術治療戦略（SSTT）コース運営協議会編. 外傷外科手術治療戦略（SSTT）コース公式テキストブック. 東京, へるす出版, 2013.

（濱 武）

# MEMO

# ⑭ 急性中毒（初療から）

わん！

---

## はやわかり！ 患者のみかた・救急ナースの動きかた

### はじめに

　急性中毒の患者のほとんどが、自殺企図・自傷行為や予期せぬ事故によって生じている。中毒を起こす物質は、世の中にたくさん存在し、多種多様である。相手（中毒となった原因物質）の特定が難しい場合も多く、そのため苦手意識が強くなりがちである。

### 急性中毒診療の5大原則

　急性中毒診療の5大原則[1]は「全身管理」「吸収の阻害」「排泄の促進」「解毒薬・拮抗薬」「精神科的評価および対応」である。

---

### 全身管理

　バイタルサインの評価はすべての中毒患者に必要である。

#### ①意識レベル

　意識レベルの低下は、中毒の初期症状として現れることもあるが、服薬などの場合はある一定の時間意識が保たれ、その後急速に低下するため、注意深い観察が必要である。

#### ②呼吸

　中毒起因物質が直接悪影響を及ぼす場合と、非特異的な機序で呼吸障害を起こす場合がある。その障害の機序はさまざまで、呼吸運動を抑制する場合と、呼吸器官を直接障害し気道狭窄や肺炎などを引き起こす場合がある。

#### ③循環

　急性中毒でみられる循環障害は、不整脈、血圧低下（ショック）、異常高血圧である。特殊な治療ではなく、それぞれの所見に応じた治療を行う。

#### ④体温

　高体温の重篤な合併症は、急性の脳損傷と痙攣や、致死的不整脈などである。高度の低体温は心停止を来すので注意が必要である。いずれにしても速やかに正常体温に戻す必要がある。

---

### 吸収の阻害

　中毒起因物質の吸収を阻害する手技を消化管除染（gastro-intestinal decontamination；GID）という。催吐、胃洗浄、下剤投与、活性炭投与、腸洗浄などの方法があるが、近年は保存的療法が主流となり、この治療は有効だと判断される場合のみ施行されることが多くなっている。

　適応について、日本中毒学会の急性中毒の標準治療[2]では、「毒物を経口的に摂取したのち1時間以内で、大量服毒の疑いがあるか、毒性の高い物質を摂取した症例に胃洗浄

**表1 ▶胃洗浄の合併症**

- 誤嚥性肺炎
- 低酸素血症
- 食道や胃の出血・穿孔
- 迷走神経反射
- 術者や介助者および処置室の汚染
- 喉頭痙攣
- 頻脈・不整脈
- 電解質異常
- 低体温

**表2 ▶活性炭投与の合併症**

- 嘔吐
- 誤嚥
- 腸閉塞

の適応がある」とされている。胃洗浄と活性炭投与の合併症を表1、2に示す。

## 排泄の促進

尿のアルカリ化、活性炭の繰り返し投与、急性血液浄化法などがある。

## 解毒薬・拮抗薬

薬物の毒性を減弱させるために用いられる薬物療法である。

## 精神科的評価および対応

死にたいという意思を確認する。明確に「死にたい」という意思があれば、自殺企図と判断し、積極的な精神科的介入を早期に行う。

🐻 **緊急性が高いと判断する場合** [3]

① 身体的に重症

② 言葉や表情に緊張が強く、自然な感情交流がみられず、不自然に冷静

③ 興奮状態、幻覚・妄想状態、著しいうつ状態

④ 処置に非協力的、または言葉や行動がまとまらない

⑤ 助かったことに肯定的な言葉が出てこない

⑥ 家族が患者に対して拒否的、または批判的

🐻 **緊急性が低いと判断する場合** [3]

① 身体的に軽症

② 言葉や表情が和らいで、自然な感情交流が可能

③ 処置に協力的

④「助かってよかった」「もうしない」などの肯定的な表現ができる

⑤ 家族が患者の気持ちに共感的

## 看護のポイント

① バイタルサインの観察は最も重要であり、身体所見の変化を見逃さないように十分な注意が必要である。

② 急な状態の変化に対応できるように、救急カートの準備を忘れないようにする。

③ 治療にはさまざまな合併症がある。治療内容を十分に理解し、注意して観察する必要がある。

④ 精神症状の変化を注意深く観察し、身体の安全に十分配慮する。

⑤ 再発防止に努める（入院中の再自殺企図、または退院後の不慮の事故も含めて）。

# 急性中毒患者のみかた ✕

| 経過 | 患者 | ナース  |
|---|---|---|

**搬入時 0分**

### 症例提示

**年齢・性別** 63歳・女性
**既往歴** なし
**現病歴** 業務用の剥離剤を飲んだかもしれず救急要請。
**来院時所見** 体温36.0℃、血圧132/97mmHg、脈拍92回/min、呼吸数20回/min、SpO$_2$98%。呼吸困難感なし。会話可能。瞳孔所見：左右とも3.5mm、対光反射あり。

### 事故なのか自殺企図なのか？詳しい情報収集を

まずはバイタルサインを測定し、患者から症状を聴取。意識とABC（気道・呼吸・循環）を安定化させるための処置を優先する。剥離剤とはどのような種類のものか、また飲んだ量、「飲んだかもしれない」という情報から、状況を詳しく聴取する必要がある。事故なのか自殺企図なのか、確認することが必要である。

**搬入後 10分**

来院後すぐに静脈路確保と採血を実施。
詳細な情報を本人と家族に聴取。
本人は、「苦しい……」と訴え、嗄声（させい）も出現し会話困難となる。
家族からは、朝、仕事場に行くと患者本人が床などのワックスを剥がすための業務用の剥離剤を飲んでいたので、びっくりしてすぐに救急車を要請したとのこと。
意識レベルII桁、血圧140/82mmHg、脈拍105回/min、呼吸数28回/min、SpO$_2$99%（酸素投与下）。聴診にて気道狭窄音（吸気性喘鳴）あり。口腔内は肉眼的な炎症所見は明らかではない。

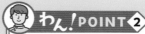
### 呼吸障害への対応の準備

急激に呼吸障害が出現したため、気道確保の準備を早急に行い、気道確保の処置を最優先する。酸素投与（10Lリザーバーマスク）、バッグバルブマスク（BVM）、気管挿管の準備を行う。挿管困難な場合は、緊急輪状甲状間膜切開を行うため、その準備も併せて行う。安全に早く気道確保を実施するために、鎮静・鎮痛を考慮する必要あり。そのため鎮静・鎮痛薬も準備する。
家族の話から自殺企図の可能性が強く、飲んだ量などを再確認する必要がある。詳細な情報が必要であるが、まずは気道確保が最優先！

**搬入後 15分**

バイタルサインの変化はないが徐々に努力呼吸となり、気道狭窄音が増強してきた。酸素リザーバーマスク10LでSpO$_2$95%まで低下。BVMに変更し強制換気を開始。BVMでの換気も徐々に抵抗を感じるようになった。SpO$_2$92%。直ちに気管挿管・喉頭展開し挿管を試みるが挿入困難とすぐに判断し、輪状甲状間膜切開を実施。気管チューブ8.0mmを挿入し固定。人工呼吸器を装着しICUへ入院となる。

### 気道緊急への即時対応を考慮しつつ気管挿管を介助

気道緊急に対する処置の準備の最終確認を行い、すぐに実施できるようにしておく。低酸素状態に陥らないように注意する。
気管挿管➡緊急輪状甲状間膜切開へ、すぐに処置の変更ができるように状態を観察しながら介助を行う。鎮静・鎮痛薬を投与。
このような緊迫した場面ではドクターがモニターの観察を同時に行うことは困難なため、バイタルサインや患者の状態などの情報を声に出して報告する必要がある。
気道確保ができたら、患者の状態を観察し、安定したら再度、今回のエピソードを確認する。

# 救急ナースの動きかたチャート ①

 **わん！POINT ①**

## まずは自分と仲間の安全確保

まず二次被害を起こすものかどうかを考え、自らの安全・仲間の安全を確保する。スタンダードプリコーション（標準予防策）は必須。必要に応じて個人防護服の着用も積極的に考慮する。
安全性を確認するためにも、実際に服用した「もの」を持ってきてもらうことが重要。

急性中毒治療の5大原則に沿って考えるワン！
①全身管理
②吸収の阻害
③排泄の促進
④解毒薬・拮抗薬
⑤精神科的評価および対応

## 何よりも ABC の安定化が重要！

中毒では時間は待ってくれない。特に意識レベル低下や分泌物増加は、気道確保困難の原因となり、気道緊急となることがある。何よりも ABC の安定化が重要である。
物品も日頃から使用していないものは、急には使えない。日頃からイメージトレーニングをしていくことが大事である。

初療で大事なのは、まずは命を脅かす ABC の安定化だワン！今回の症例は、「気道緊急」で緊急性が高い。また、事故か自殺企図か、本人の意識があるうちに確認する必要があるが、今回のように気道緊急の場合は、まずは意識と ABC を安定させること！

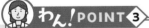 **わん！POINT ③**

## "トキシドローム" を考えながら診察

"トキシドローム" を考えながら、患者を診察していく。瞳孔や皮膚所見、体温なども重要な所見である。また「もの」が分かれば、その後の症状が予測でき、治療戦略を立てることができる。

トキシドロームとは？
同様の症状を来す中毒物質を大まかに分けて捉え、対応していくこと。
原因物質が特定されない場合などに、症状から"あたり"をつけて診療を開始することだワン！

# 急性中毒患者のみかた ✕

| 経過 | 患者 | ナース  |

**搬入後 60分**

### 入院
鎮静・鎮痛薬の持続投与にて ICU に入院。人工呼吸器装着中。入室後のバイタルサイン：体温 36.5℃、脈拍 98 回/min、血圧 110/65mmHg、呼吸 15 回/min（人工呼吸管理中）、$SpO_2$ 100%（$F_IO_2$ 30%）、意識レベルは鎮静中であり RASS-2。

### まずは病歴聴取（他の毒・薬物を併用していないか？）
まずは病歴聴取をしっかりと行い、他の毒・薬物を併用している可能性がないか、アセスメントする。この時点から家族と医療者間の信頼関係を築けるように配慮しコミュニケーションを図る。
気道確保は、長期になる可能性もあるため、気管切開に切り替える時期を医師と相談し、準備しておく必要がある。人工呼吸管理については、今回は特殊な管理を必要としないため、一般的な管理とする。ただし、誤嚥している可能性は否定できないので、痰の性状や呼吸音の異常の早期発見は重要。

**入室後 80分**

### 家族からの病歴聴取
5Ws & Past history（表3）に沿って聴取する。
Who 63 歳・女性。体重 55kg。発見者は長男（キーパーソン）。
What 業務用の剝離剤（主成分：水酸化ナトリウム）を飲もうとして口に含んだところ、長男に発見され、すぐに吐き出した。飲んだかどうかは不明。
When 午前 8 時頃、救急車で当院に到着（8:40）。
Where 経口から摂取。
Why 意図的（自殺企図）。発見時に「死なせて！」との発言あり。
Past history 身体疾患なし。1 年前からふさぎ込んでいる様子があり、病院へ行くように勧めるが本人は拒否。2 カ月前から自営業の経営がうまくいかず、家庭内でのもめ事も多かった。

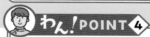 **わん！POINT ④**

### 病歴聴取からのアセスメント
病歴聴取で分かったことをアセスメントしよう！
発生から病状悪化が急速であり、口腔内および咽頭付近への薬剤の影響がみられ、気道緊急に至った。摂取量は不明であるが、食道、気管などへの影響も考えられるため確認が必要。
発見時に「死なせて！」と発言していることから、今回は自殺企図であり、意識の回復後に再度自損行為を図る可能性もあるため、十分な注意が必要。また早期に精神科医の介入が必要であり、コンサルテーションできるように準備しておく。状況が変化した時や処置の後など、患者に関わることは、その都度家族へ情報提供をするように心がける。
酸・アルカリ溶剤の誤飲は、局所所見に対する治療が主となる。今回のケースは、気道管理と食道を主とした消化管と気管への影響に重点を置いた治療となるため、局所所見を十分に観察していく必要がある。

**転帰**

入院初日 バイタルサイン安定、定型的気管切開を実施。
入院2日目 人工呼吸器離脱。酸素投与 3L。胃内視鏡を実施。食道上部から中部にかけて腐食性変化あり。胃内は炎症のみであった。
入院3日目 酸素投与中止。夜間不眠にて睡眠薬を使用し、精神状態も安定。精神科医師の診察も開始された。
入院7日目 気管切開チューブ抜去。
入院18日目 再度胃内視鏡を施行し、軽快。
入院20日目 軽快退院。

###  身体観察を注意深く実施・再発防止の工夫を家族と検討
全身状態は安定してきている。局所の炎症所見が軽快し、誤飲に対する治療は順調と思われる。原因物質がアルカリ性の場合は、表面だけでなく、浸潤して炎症を起こしていることが考えられるため、身体所見の観察を注意深く行う必要がある。
自宅が自営業であり工業用の酸・アルカリなどの物質や液体などを管理する上で再発防止のためにどのように工夫していくか、家族と相談し、必要な対策を検討する。

# 救急ナースの動きかたチャート ②

## 継続観察

痰の量や瞳孔所見、体温や皮膚の状態を継続観察することで、症状が増悪しているかどうかを考える。鎮静している場合こそ、日頃の観察能力が試される。

酸・アルカリは身近だワン！
酸・アルカリなどの腐食性物質は、化学工業などの産業で用いられているほか、家庭にも多くあるので注意しよう。
洗浄剤、カビ取り剤、漂白剤、殺菌・消毒薬、ボタン電池など、みなさんの家庭にもあるので注意。
小児の誤飲による中毒事故に遭遇することも多い。

## 家族からの情報収集は重要！

家族からの情報も重要である。今回だけでなく、今までの生い立ちや精神的な考えなども、精神科にコンサルトする際に必要である。自殺企図であれば、「今も死にたいか」「どうやって死のうとしたか」を具体的に聞く。自殺する方法を詳細に考えているのであれば、危ないサインである。
日常生活に視点を置いた再発防止は、ナースの腕の見せどころ！

**重要**

**腐食作用の強さは、服用量より pH！**
**化学物質は服用量より濃度！**

酸性物質（pH < 2）：急速な凝固壊死により焼痂が形成
アルカリ性物質（pH > 11）：鹸化を伴う融解壊死を来し、次第に深層の組織に浸潤し障害を広げる
過酸化水素：低濃度では粘膜刺激作用、高濃度では腐食作用
ボタン電池：金属塩やアルカリ電解液の漏出、局所的な電流の放電による腐食作用

表3 ▶ 聴取する情報：5Ws & Past history
（5W と既往歴）

| Who | 年齢、性別、体重、同伴者との関係 |
|---|---|
| What | 毒・薬物の名称および摂取量 |
| When | 毒・薬物を摂取した時間 |
| Where | 毒・薬物を摂取した経路と状況 |
| Why | 意図的か事故か |
| Past history | 身体疾患の有無、服薬、中毒の既往、薬物の乱用歴、精神科既往歴 |

## 精神科患者・家族のケア

精神科への受診を説明すると、いまだに「精神疾患の患者ではない」と否定したり、障壁があったりする。しかし、これがチャンスである。精神疾患は周りのサポートが最も重要である。家族をどう巻き込むか、理解してもらうかが、再発防止のカギである。ナースによる家族ケアが左右すると言っても過言ではない。精神的なケアに対する自己研鑽もぜひ行ってほしい。

再発防止！
これが重要だワン！

# 看護のPOINT

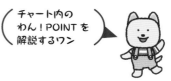

チャート内の
わん！POINT を
解説するワン

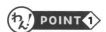
## POINT ①

### 安全管理

　最初に重要なことは、医療従事者が有毒物質に曝露する危険がないかを判断することである。中毒起因物質を最初から特定できない場合もあるので、患者本人が発見された場所の周囲の状況を救急隊などから聴取し、安全かどうかを検討する。有毒物質などで医療従事者が二次被害にあったという事例は日本でもあり（2008 年に熊本赤十字病院で発生した、クロルピクリンの服毒自殺を図った患者が嘔吐したことにより医療従事者 54 人が体調の異常を訴えた事例など）、十分注意が必要である。必要に応じて防毒マスクなどを着用し、対応を検討すべきである。

　症例の中毒起因物質は、強アルカリであり、接触することで医療従事者も粘膜や皮膚障害を起こす危険が高い。そのため、スタンダードプリコーションなしでの患者への接触は禁忌である。

　口腔内から摂取している中毒起因物質は、気管挿管時に容易に周囲に飛沫することが考えられるため、挿管実施者は、十分な防護を行っておく必要がある。

　できるだけ早く中毒起因物質の特定を急ぎ、どのような治療が有効か検討するため、看護師も積極的に情報収集を行う必要がある。

### 中毒起因物質の特定

　急性中毒になった原因と思われる物質を特定することは、治療するために重要であり、できるだけ早く特定し、その物質に合った治療を開始できるように救急隊や家族との連携を図ることが重要である。

　症例のように、自殺企図で身近な薬品などを使用する場合も多く、家庭には意外と多くの危険な薬品があることを理解しておく必要がある。中毒起因物質が特定された場合、アルカリ性か酸性かによって症状の経過も異なり、臨床経過にも違いがある。特徴をよく理解し、臨床所見を観察することが重要である。

## POINT ②

### 気道緊急に対する処置

　今回の症例は「気道緊急」の状態となってしまった。そのリスクを念頭に置いて患者を注意深く観察している必要がある。

　完全に気道が閉塞する前に挿管できればよいが、気道閉塞の進行が速い場合は、すぐに挿管困難となってしまう。挿管困難と判断してから次の手段を考えるのではすでに手遅れで、あっという間に患者は呼吸停止 ➡ 心停止となってしまうので、気管挿管の準備とともに気道緊急に対応できる物品の準備も行う必要がある。

①最初から挿管困難と考え、デバイスを使用した挿管を行うこともある。

②気道緊急の場合の処置として、輪状甲状間膜切開のほか、気道緊急の際に使用できる穿刺針などがある。そのような物をすぐに使用できるように準備する。

### 安全な気道確保のための鎮痛・鎮静

局所症状に対する気道緊急の場合、患者本人は意識があり、緊急的な処置で痛みや苦痛を伴うものでは積極的に鎮痛・鎮静薬を使用する。そのため、バイタルサインの変化に十分な注意が必要である。

### とにかく緊急事態！それに対する俊敏なナースの動き

気道緊急で、なおかつ緊急に薬剤も使う。呼吸停止、心停止はさせてはいけない！これほど緊張する場面はないと筆者はいつも思う。看護師はそのような状況下でも冷静に医師の診療介助を行うことと、正確な観察力を求められている。看護師として最も緊急な場面で、常に冷静な判断と行動ができるよう、日々の実践で養っておく必要がある。

### わん！POINT③
### トキシドロームを知ろう！

トキシドロームは、前述の「急性中毒診療の5大原則」と並行して念頭に置いてほしい治療戦略である。中毒起因物質が分からない、特定できない場合などにこの考え方が有用で、過去に起きた地下鉄サリン事件でも、サリンと特定されるまではこの方法で治療が開始されていた。

代表的なトキシドロームを下記に示す。

- コリン作動性トキシドローム：縮瞳、唾液増加、流涙、下痢、筋攣縮
- 抗コリン性トキシドローム：散瞳、体温上昇、頻脈、幻覚、口渇
- 鎮静催眠薬トキシドローム：意識低下、低血圧、徐脈、呼吸数減少、低体温
- 麻薬トキシドローム：意識低下、低血圧、徐脈、呼吸数減少、低血圧、縮瞳

- 交感神経性トキシドローム（興奮性）：不穏、多動、振戦、高血圧、頻脈、呼吸数増加、高体温、散瞳

身体所見を注意深く観察し、身体所見から中毒起因物質を特定することが早期治療にもつながる。

### わん！POINT④
### 再発防止に努める

今回の症例のように自殺企図の場合は、精神科的評価で緊急性が低くても精神科的介入は必要と判断する。そのため、患者の発言や行動を十分に注意して観察し、なおかつ再発（再自殺企図）防止に努めなければならない。そのために患者が入院している環境の調整や家族の面会または付き添いなどを検討する。ただし、家族間のトラブルがある場合は、十分な注意が必要である。

### わん！POINT まとめ
### ①観察が重要

何度も述べているように、全身管理は基本中の基本である。ベッドサイドで患者の身近にいる看護師は、常に患者のバイタルサイン、身体所見、発言や行動を注意深く観察し、医療チームの一員として、適切な情報提供ができるようにする必要がある。

### ②緊急を要する場面での適切な診療補助とケア

中毒の患者は時に、緊急性の高い病態に急激に陥ることがある。その場合、冷静な判断と行動で患者を救命することが最も優先される。常日頃から、緊急性の高い病態に接している救急看護師は、日々の診療場面での活動を振り返り、無駄のない診療補助やケアができるように研鑽を積んでおく。

### ③患者の精神的な支援

　自殺企図で中毒症状を呈した場合は、早急な精神科的介入が必要となる。その場合、精神科医などとの連携を図り、救急医療のスタッフも同じチームとして連携し患者のケアにあたる必要がある。

　また、事故で中毒症状を呈した場合、患者は急な出来事で混乱する。場合によっては、PTSD（posttraumatic stress disorder：心的外傷後ストレス障害）などになるケースもあるため、患者の言動には十分注意し、このようなケースでも必要に応じて精神科的介入を積極的に行う必要がある。

### ④家族の支援

　家族は、突然の出来事に混乱し、動揺する。また自殺企図では、自責の念を抱く家族もいる。また自殺企図をきっかけに家族関係が崩壊するケースもある。さまざまな家族の問題が浮き彫りになることも多い。家庭内の問題を公にしたくないという気持ちが働き、問題を打ち明けられないケースもあるだろう。精神科医や精神保健福祉士、ソーシャルワーカーなども含め、さまざまな角度から患者および家族の支援ができることを伝え、社会復帰できるように支援していく。

### ⑤自殺企図の患者家族への基本的な医療者の姿勢

　以下の通りである。

1) **傾聴する**：誠意をもって患者および家族の言葉を聞き、評価をしない。
2) **共感と受容**：気持ちを受け止め、理解しようとする態度で接する。
3) **ねぎらい**：これまでの苦労、今治療を受けていることやこれからの苦労をねぎらう。
4) **患者家族の苦しみを中心に考える**：事実の確認だけではなく、家族の不安や苦しみにも焦点を当てる。
5) **支援体制の構築**：患者を家族だけで支援するのではなく、医療機関や地域なども含め支援する。

●引用・参考文献

1)　上條吉人. 臨床中毒学. 東京, 医学書院, 2012.
2)　日本中毒学会. "急性中毒の標準治療". http://jsct.umin.jp/page037.html（2021年10月1日閲覧）
3)　上條吉人編. "精神科的評価および対応". 犯人は誰だ! 急性中毒を推理・解決する：症状から見極め診断・治療する、実践的ケーススタディ. 東京, 羊土社, 2013, 23.
4)　日本救急医学会専門医認定委員会編. "急性中毒". 救急診療指針. 改訂第5版, 東京, へるす出版, 2018, 522-38.
5)　上條吉人編. 5大原則で苦手克服! 急性中毒攻略法：症例から学ぶ診療の基本と神経科的評価&対応. 救急・集中治療. 25（7・8）, 2013.

（染谷泰子・小山泰明）

# INDEX

本書は、小社刊行の『エマージェンシー・ケア』2016年夏季増刊（通巻375号）『救急での動きかた・患者のみかた』に加筆・修正し、単行本化したものです。

Emer-Log 別冊

# チャートでわかる救急看護—観察・ケアの流れとポイントが見える!

2022年1月1日発行　第1版第1刷

| | | |
|---|---|---|
| 編　集 | 芝田 里花 | |
| 発行者 | 長谷川 翔 | |
| 発行所 | 株式会社メディカ出版 | |
| | 〒532-8588 | |
| | 大阪市淀川区宮原3-4-30 | |
| | ニッセイ新大阪ビル16F | |
| | https://www.medica.co.jp/ | |
| 編集担当 | 渥美史生／山川賢治 | |
| 装　幀 | HON DESIGN | |
| イラスト | たかな かな | |
| 組　版 | 株式会社明昌堂 | |
| 印刷・製本 | 株式会社シナノ パブリッシング プレス | |

ISBN978-4-8404-7823-6　　　　　　　　　　　Printed and bound in Japan

当社出版物に関する各種お問い合わせ先（受付時間：平日9：00～17：00）
●編集内容については、編集局 06-6398-5048
●ご注文・不良品（乱丁・落丁）については、お客様センター 0120-276-591